急に不機嫌になる女 無関心になる男

「男と女のすれ違い」を解決する驚きの最新医学

姫野友美

青春新書
INTELLIGENCE

はじめに――最新医学が解明！男と女がすれ違う原因は「心」ではない。「腸」だった

「なぜか妻が急に不機嫌になる理由がわかりません」「ケンカするたび、〝子育てが大変な時期に手伝ってくれなかった〟と過去のことをほじくり返すのでイヤになってしまいます」（男性）

「家でゴロゴロして、何もしてくれない夫にイライラしてしまいます」「仕事で疲れているのはわかるけど、ちっとも話を聞いてくれない。何事も無気力・無関心な旦那に怒りを覚えます」（女性）

心療内科医という職業柄、患者さんのストレスの原因となる様々な心の悩みを聞いてきた。

ここで「妻（夫）の話をよく聞いてあげましょう」「考え方を変えれば、感情をコントロールできますよ」「夫婦関係はスキンシップが大事ですよ」なんてアドバイスをしても仕方がないだろう。

今さら若いカップルのようにイチャイチャできないし、一度離れてしまった心を元に戻すのは至難の業だ。お互いの心の理解や考え方など、精神論だけでは解決できないことは、これまでさんざん経験してきた。

では、どうすれば解決するのか?

「頭(脳)で考えてもどうにもできない感情は、〝腸〟でコントロールしよう!」

「心がわかり合えないなら、腸でわかり合えばいい」

というのが本書の提案だ。

いきなり「腸」と言われても、突飛に思われるかもしれない。

しかし、よく考えてみよう。日本語には心の動きを表すのにしばしば「腹」や「腸」という言葉を用いる。

たとえば、「腹を立てる」「腹の虫がおさまらない」「腹わた(腸)が煮えくりかえる」「断腸の思い」「腹にすえかねる」……。そう、感じるのは〝頭〟ではなく〝腸〟なのだ。

冒頭で紹介した「不機嫌になる」「イライラする」「気力がない」「怒る」と感じる**心の動き(感情)は、医学的に言えば、セロトニンやドーパミン、ノルアドレナリンなどのホ**

ルモン（神経伝達物質）の働きによるものだ。

これらは「脳内ホルモン」とも呼ばれるために脳でつくられるものと誤解しがちだが、実はそれだけではない。最近の研究で**ドーパミンやセロトニンの前駆物質（その物質が生成される前段階の物質）は、腸でつくられる**ことが明らかになった。そして、その**神経伝達物質の「原料」は何かといえば、私たちが食事で摂る栄養素で、栄養は腸で消化吸収される。**

こうして元をたどれば、**「気持ち（心）や感情のコントロールは腸で決まる」**と言っても過言ではない。


たとえば美味《おい》しい食事をして「あ〜、幸せ！」と感じた経験は誰にでもあると思う。これは舌から脳に伝わる感覚だが、最近では脳だけでなく腸でも感じているのではないかと考えられている。

まさか腸で？　と驚かれるかもしれないが、腸には脳のように神経が張り巡らされており、私たちが感じている喜怒哀楽に敏感に反応している。

繰り返すが、それは快感やハッピーな気持ちになるドーパミンやセロトニンの働きによるもので、これらの前駆物質は腸内で合成されており、いわば腸が「美味しい！　楽しい！」と感じることで幸せはつくられていたのだ。

思い出してほしい。パートナーとデートで食事をしたとき、楽しくてドキドキしたあの瞬間、あなたの腸内では快感ホルモンのドーパミンやハッピーホルモンのセロトニンがたくさんつくられていた。もちろん相手も。

実は好意を寄せている相手と美味しい食事をすると、恋愛感情が高まったり、親密になったりする。これは脳が相手を好きと感じるのと同時に、腸でも好感度が上がっていると考えられる。何といっても**腸は「考える臓器」**なのだから。

そして幸せをつくっているのは、約100兆個、およそ500〜1000種類も存在する腸内細菌の働きだ。

腸内細菌といえば善玉菌と悪玉菌がいて腸内環境を整えているのだが、それだけではない。ストレスから悪玉菌が増えて腸内環境が悪化すれば、ドーパミンもセロトニンも合成できなくなって、幸せはどんどん遠のいてしまう。

幸せになれるかどうかは腸内細菌しだい。ひいては、腸内細菌叢《そう》（腸内フローラ）を整える食事なのだ。

今、ずれを感じている夫婦の間は、気持ちでも時間でもなく、腸内細菌がずれたためにいろいろと距離ができてしまったと考えられる。

あなたは、パートナーと楽しく食卓を囲みながら食事をしているだろうか？　嫌々ご飯の支度をしてはいないだろうか？　料理を作るのがだんだん面倒になってきて、メニューがワンパターンになってていないだろうか？

腸内にはストレスをキャッチする受容体があるため、あなたが心の中でため息をつくたび、あなたの腸内細菌もため息をついてストレスにさいなまれ、腸内環境は悪くなっていく。腸の健康は今や心身の健康を左右する重要な機能を多く担っており、これでは自ら病を招くようなものだ。

最近では、腸内環境が悪化すると腸内に炎症が起き、全身に炎症性物質（炎症性サイトカイン）が飛び火することがわかってきた。脳に影響するとうつ病の原因となることや、ホルモンや免疫の異常を誘発して、糖尿病や関節炎にも関係するほどだ。これは**「腸脳相関」**と言われ、詳しくは本文をご覧いただきたい。

男と女を結びつけていた情熱や色香は、いつまでも続かない。これは年齢や経験を重ねたせいでもあるが、それでも二人の人生は続いていく。何より、毎日元気に暮らすためには食べなければいけないのだから、空腹を満たすだけではなく**腸内細菌が喜ぶものを食べることがポイントになってくる。**

幸せをつくっている腸内細菌が喜ぶ食事をすると、当然腸内環境も整って健康にも役立つ。しかも二人で同じ食事をすると、材料が同じなので腸内細菌の種類も似通ってくる。食事をしながら会話も弾めば、腸も楽しい！　と感じてハッピーこの上ない。

反対に相手は辛い料理が好きだけど、自分は苦手だから食べられない……、これでは腸内細菌はずれっぱなしで、長続きする予感はない。

余談だがデートで一緒に食事をすることは重要なステップだが、お互いの味覚が合うか知ることで腸内細菌のマッチングがうまくいくかどうかを確認する時間なのかもしれない。そういったデータの蓄積が、今の二人の間にはある。「細胞記憶」という言葉があり、もしかすると腸内細菌にも記憶があって腸が覚えているのかもしれない。

若い頃のようにイチャイチャすることに抵抗があるなら、お互いの腸内細菌をイチャイチャさせればいい。二人の腸内細菌がマッチすれば、ずれていた距離が縮まってもっと仲良くなれる。そもそも腸内細菌をマッチさせることは、二人で美味しいものを食べる時間を過ごし、幸せな気持ちを共有することだから自然と気持ちも時間もつながっていく。

この本では、「わかり合えない男と女のなぜ?」を、心理学でも恋愛学でもなく、最新の科学知見から解き明かし、どう対処すればいいかの処方箋を主に栄養療法に基づいて書いた。

心療内科医とは内科医である。心の悩みを聞いてカウンセリングするものと思っている人が多いのだが、基本として内科医なので聴診器を持ち、のどの状態を診察し、注射もする内科医なのである。つまり、まずは身体の状態を把握することから診療が始まるのだ。

家庭や職場など男と女の間で起こる様々な悩みや問題を、従来の「心」ではなく「腸」で解決するという新しい試みの本である。

「だから男女は発想も行動パターンもこんなに違うのか」と腑《ふ》に落ちたら、この本を参考に食事(栄養)を変えてほしい。それがパートナーと「いい関係」をつくり、いつまでも健康で幸せな毎日を過ごすきっかけになるだろう。

姫野友美

目次

はじめに――最新医学が解明！　男と女がすれ違う原因は「心」ではない。「腸」だった　3

第1章　男って、女って、どうしてこうなの？　こうなるの？

――無気力・無関心になる夫、それにイライラする妻…「すれ違い」の謎を解く

なぜ、女は急に不機嫌になるのか？　18
夫にキレる妻が急増！　18／「鉄分」で、〝イライラ妻〟が〝穏やか妻〟に変身！　19
「無気力な夫」の疲れた頭もすっきりクリアに！　21
なぜ、中高年夫婦は、一緒にいると息苦しくなるのか？　24
男が家でゴロゴロしてしまう理由　24／夫婦の間では酸素が薄くなっている!?　26
近い将来直面する「介護」の齟齬　28
なぜ、夫は突然脱サラして起業したいと言い、妻は離婚を考えはじめるのか？　31
冒険と変化を求める解糖系、安定を好むミトコンドリア系　31

エネルギー回路のタイプに合わせた働き方を　32
子供が巣立った後、なぜ夫は内向的に、妻は外向的になるのか　35
「元気がない旦那vsパワフル妻」の謎　35／男は立ってなんぼ！　38
いくつになっても、なぜ女ってやつは美にこだわるのか？　39
メイクやファッションにお金をかける理由　39
エストロゲンの品定めをする男、テストステロンの品定めをする女　40
なぜ女は寒がりで、男は暑がりなのか　42
男と女では代謝量が違った　42／ストレス解消に、女は癒しを求め、男はサウナに行くわけ　43
ストックしない男、ためるのが大好きな女　45
出す性とため込む性　45／女の皮下脂肪にストックされているもの　45
コラム――購入のカギを握る女性客へのアプローチ法　47
なぜ、女性の話には結論がなく高齢者は何度も同じ話を繰り返してしまうのか　49
原因は、たんぱく質不足だった　49
パートナーとの「関係」は、なんと腸内細菌が決めていた!?　52
脳でわかり合えないなら腸で　52／すべての問題は「腸」から始まる　56／発生学的にも脳より腸が先　58

コラム――なぜ、男は人の話をすぐ忘れ、女は昔のことをいつまでも覚えているのか　59

第2章　その「心と体の変化」にも、男女差がある
――見た目の老化から心身機能の低下や病気まで…なぜ起こるかのカラクリ

愛情の変化　ホルモンが枯渇すれば、二人を結びつけた愛も枯渇する　64
性の変化　「男性の性欲は衝動的で女性は持続的」と言われる理由　67
脳の変化：認知機能の低下　男性は脳血管性認知症、女性はアルツハイマー型認知症が多い　70
アルツハイマー型認知症が女性に多い理由　70／脳血管性認知症が男性に多い理由　72
太るだけじゃない！　世にも恐ろしい「糖化」の話　75
体の変化：男性の更年期障害　40歳を過ぎると、男性は体力・気力・精力が低下する　77
体の変化：女性に多い病気　女性は血管障害の病気になりにくいが、痛みの病気になりやすい　80
見た目の変化：薄毛・脱毛　薄毛・脱毛は「年だから」「遺伝だから」とあきらめないで　82
見た目の変化：三段腹　皮下脂肪、内臓脂肪、そして「第三の脂肪」！　86
エストロゲンの減少が内臓脂肪を増やす　86／見た目ではわからない「第三の脂肪」とは　88

解決策は筋トレ 89
においの変化：加齢臭
加齢臭は「血管がサビついている」サイン 91
睡眠の質の変化：朝起きられない
「睡眠時無呼吸症候群は太った男性の病」の誤解 93
睡眠の質の変化：睡眠障害
不眠症の背景に低血糖症と光刺激 95
夜の光刺激でメラトニンを抑制していませんか 95／糖質制限をすると目覚めがよくなる不思議 96

第3章 食べものを変えれば「感情」が変わる！ 「いい関係」に変わる！

——処方箋① 腸が喜ぶ食べ方編

幸せホルモン「セロトニン」を増やす食べもの、食べ方 100
セロトニンを制する者はストレスを制す 100／セロトニンの材料となる食べもの 101
コラム——人類は肉食によって進化した 104
「飽和脂肪酸をたくさんとると動脈硬化になる」のウソ 107
40歳を過ぎたらケトン体回路にチェンジ 108
単なる「カロリーオフ」はもう古い 112

かたよった食事では、効率よくエネルギー回路を回せない 115
男は亜鉛とナイアシン、女は鉄を摂ろう 117
亜鉛とビタミンBは「男の栄養セット」 117／鉄とマグネシウムもエネルギー回路を回すのに必要不可欠！ 120
「肉は使わないのがヘルシー」「肉を食べると血糖値が上がる」の誤解 122
飽食の時代に「栄養失調」の人が増えている理由 122／魚も大事だが… 124
コレステロール値は下げすぎてはいけない 125
危ないのは、コレステロール値の高さよりも低さ 125
新常識！ 気をつけるべきは、悪玉コレステロール値の高さより「LH比」 127
「卵」を食べると、ボケない、疲れない、たまご肌に！ 130
むやみに油をカットしてはいけない 132
知られざる油のすごい働き 132／体にとってよい油と悪い油を知っていますか？ 134
腸内環境が整えば夫婦関係も整う 137
「腸内環境のためにヨーグルトを食べる」の落とし穴 139
肉の倍量が目安！ 腸内フローラにいい「野菜」の食べ方 142
コラム――子供がピーマン嫌いでも大丈夫 144

腸にカビ!? 甘いものをやめられないのは、あなたのせいではなかった 146
腸の中のカビが全身の免疫系を壊す恐怖 147
腸壁バリアを荒らす「リーキーガット症候群」とは 147／原因は砂糖のほかグルテンなど 149
「カンジダ除菌」のために、食べないほうがいいもの 153
意外に知らないビタミンDのすごい効果 156
なかなか抜けない疲れ「副腎疲労」にもビタミンD 160
ロコモ予防から血糖値ダウンまで! ビタミンDの耳よりな最新研究情報 162
肝臓に負担をかけるのは、お酒だけじゃない 166
肝臓の解毒機能が体を守っている 169
「腸が喜ぶメニュー」で家族は幸せに 173

第4章 男が衰えない、女が老けない生き方
——処方箋② 生活習慣編

下半身の筋肉を鍛えてアンチエイジング 176

おすすめの運動はスクワット　177
男は脚から、女は膝から衰える　178
脳トレよりもウォーキング　181
歯のケアで消化力アップ、免疫アップ　183
「舌の体操」のすすめ　187
睡眠は心と体の復活剤である　189
孤独な老後は短命になりやすい　192
中高年夫婦は「この距離感」がちょうどいい　194
コラム――セックスレスはオキシトシンで解決　197
一緒にいつ食べるかで腸が変わり、脳も変わる　199

おわりに　202

本文デザイン・DTP　センターメディア
編集協力　佐藤未知子

第1章

男って、女って、どうしてこうなの？　こうなるの？

無気力・無関心になる夫、それにイライラする妻…「すれ違い」の謎を解く

なぜ、女は急に不機嫌になるのか？

●夫にキレる妻が急増！

ＮＨＫ『クローズアップ現代＋』（２０１６年６月７日放送「妻が夫にキレるわけ」）で、こんな取材を受けた。

「全国２８００人の既婚の男女にアンケートを取ったところ、〝家に帰りたくない〟という帰宅恐怖症の夫が増えていることが明らかになりました。理由は〝妻がいつもイライラしていて怖いから〟。

30年近く悩める夫婦を診察してきた姫野先生、なぜ夫婦間でこのような溝が生まれるのか教えてもらえませんか？」

「いつもイライラしている」「何が気に入らないのか、急に不機嫌になる」「ささいなことで怒りスイッチが入る」……そんな妻にストレスを抱える男性は多いだろう。

番組では、妻がイラッとする理由のひとつとして、「妻の言うことを夫がすぐに忘れてしまう」現象を、男女の「脳の構造の違い」から解説した（59ページコラム参照）が、この項では、別の観点から原因を探ってみよう。

●「鉄分」で、〝イライラ妻〟が〝穏やか妻〟に変身！

妻の話をちゃんと聞いておらず、何を言っても「ふーん、はぁー、う〜ん」で無関心・無気力な夫。そんな夫の態度にイラッとし、「ちょっと聞いてるの！」と怒りだす妻……。

患者さんの話を聞いていると、多くの家庭でこんな光景が目に浮かぶ。

よく知られているように、女性は更年期以降になると、イライラしやすくちょっとしたことで怒りっぽくなる。

更年期以降というタイミングから「女性ホルモンが減るとイライラするんでしょ」「更年期だからしょうがない」と言われるが、実はそれだけではない。

2種類ある女性ホルモンのうち、エストロゲンが減少すると、同時にセロトニンというホルモンも減少する。セロトニンは別名「ハッピーホルモン」とも言われ、心を安定させたり、焦燥感や不安感を鎮めたりする。セロトニンが出ていると、少しくらいストレスに感じることがあっても「ま、いいや。なんとかなるはず」とするりと気分が切り替わり、一晩寝れば、あんなにイライラしたのが嘘みたい！　となれるため、私は「ほのぼのホルモン」と呼んでいる。

そんなほのぼのできるセロトニンだが、湯水の如く湧き出ているわけではない。合成するためにはいろいろ栄養素が必要となり、その重要なポジションにあるのが鉄なのだ。

女性は初潮が始まったときから毎月、経血とともに鉄を失っている。更年期を迎えるまでの約40年間も鉄を失い続け、さらに妊娠・出産では胎児に優先的に鉄を提供し、授乳によって鉄も失っている。母乳は赤くはないが原料は血液なので、授乳はまさに身を削っているわけだ。こうやって鉄を失ってきた女性の更年期以降は、鉄の貯金は底が見えている。もういつ空っぽになってもおかしくないのだ。

この状態ではセロトニンを十分に合成する力はなく、ほのぼのする余裕など残っているはずがない。

イライラしてばかりの中高年の女性と接して、「更年期だから……」と結論を出したりしないで**「更年期になると、これまで頑張ってきたから鉄不足になっているのだ」**と、穏やかな気持ちで受け止めてほしい。

実際、中高年の女性の治療で鉄を摂ってもらったところ、イライラしなくなって甘いものに手を出さなくなっていく。するといちばん喜ぶのがご主人だ。

「最近、夫の言動にイライラしなくなったんです」

「『おまえ、変わったな。穏やかになった』と主人は喜んでくれています」

と診察室で話された女性の患者さんの実話もある。

ご主人が一緒のときなどは、

「いつもイライラする妻のとばっちりを受けていましたが、この頃はないんですよ」

と、笑い話になっていく。

●「無気力な夫」の疲れた頭もすっきりクリアに！

一方、男性は、40〜50代になると「無気力」感に襲われるケースが多い。

なんだか最近疲れやすい、やる気がでない、何もする気が起きなくて、妻の相手をするのも面倒くさい……。これを「年のせい」にして諦めるのは、まだまだ早い。

男性の場合、長年仕事のストレスにさらされて闘ってきたため、ビタミンB群、なかでも特にナイアシンの欠乏が関係しているからだ。

ナイアシンはホルモンの合成に深く関わり、脳神経の働きも助けている。つまりそのナイアシンが不足すれば当然、脳の働きが低下して、ボーッとする、やる気が出ないと感じるようになり、場合によってはうつやノイローゼにつながることもある。老化したというより、加齢によって消耗したと言える。

特に**お酒が大好きな人ほど、ナイアシンが不足しやすい**。アルコールに含まれるアセトアルデヒドの分解にナイアシンが欠かせないため、付き合いや接待、ストレス解消でお酒を飲む人ほどナイアシンを消費し、脳の働きに使われる分が足りなくなるのだ。

またお酒は飲まなくても、**麺やご飯が大好きな人も要注意**だ。糖質をエネルギーとして代謝するためにはビタミンB群の働きが重要で、もちろんナイアシンも使われる。

「糖質制限ダイエット」が大ブームになったが、糖質過多な食生活が問題なのは「太る（肥満）」だけではない。老化の原因となる「糖化（身体のコゲ）」を招くのだ。

この問題については後で詳述するが、お昼にラーメンやうどん、丼ものが定番の人ほど、ますますナイアシンが不足して、しだいに無気力になってしまうのだ。

以上をまとめると、**男が無気力になるのはナイアシンをはじめとするビタミンB群不足、**

女がイライラするのは鉄不足が深く関係している。

足りないのだから、それぞれビタミンB群と鉄を補充することで驚くほど変化が起きる。女性はセロトニンが増えて穏やかになれる。男性は脳の働きがクリアになり、気力を取り戻すことができる。

ある男性もナイアシンを摂るようになってから、反応が驚くほどクリアになっていった。それまでは何を言っても「ふーん、はぁー、う～ん」だったのが、夫婦の会話がちゃんとキャッチボールできるようになったそうだ。

実際、私と診察室で話しているとき、以前は同じ話を何度もしたり、結論にたどり着けなかったりしたのが、筋の通った話ができるようになったのは、ナイアシンのおかげと誰よりご本人が実感している。

私は治療の方法として**カウンセリングに時間をかけるより、ナイアシンをはじめとするビタミンB群や鉄を摂ってもらったほうが、ずっと早い**と思うことがある。

脳の働きに必要な栄養素が足りない状態でいくらアドバイスしても、頭に入ってこない。し改善したいと意識が向かない。まずは足りない栄養素を補い、それから精神療法を行ったほうがスムーズな回復が期待できる。

なぜ、中高年夫婦は、一緒にいると息苦しくなるのか？

男が家でゴロゴロしてしまう理由

朝食後、ソファに座ったまま「お茶～」と言って新聞を読み、キッチンで忙しく動き回っている妻に向かって「リモコン取って」と頼む夫……。

心当たりはないだろうか？　「はあ～」という妻のため息が聞こえるようだ。

一歩も動かずにゴロゴロする夫に腹が立ち、「何もしないくせに。それぐらい自分でやれば！　なんで私ばっかり！　キーッ」と夫婦ゲンカに発展するケースもあるかもしれない。

しかし、私に言わせれば、このご主人が特別悪いわけではない。世の男性、年をとると、こうなるケースが圧倒的に多い。

これは休日にダラけているわけでも、疲れているわけでもない。**男性は中高年になると、エネルギー（代謝）システムが変わって、サッと動けなくなるのだ。**

エネルギーシステムが「解糖系」から「ミトコンドリア系」へ変化するからだ。

少々専門的な話になるが、私たち人間の細胞の中には大きく分けて、「解糖系」と「ミトコンドリア系」の2つのエネルギー産生システムがある。

私たちが体を動かすのに必要なエネルギーをつくるしくみをざっくり説明すると、食事で摂った栄養は、主に腸で消化吸収され、血液によって全身の細胞に運ばれ、さらに各細胞内の「工場」でエネルギー（ＡＴＰ＝アデノシン三リン酸）をつくる。そのエネルギー工場が２種類あると考えてほしい。

「解糖系」は糖を利用してエネルギーをつくり、酸素を必要としない。一方、「ミトコンドリア系」は酸素を使って主に脂肪を燃やしてエネルギーをつくるシステムで、ゆっくりと持続的に力を出すことができる。

いわゆる**無酸素運動の短距離走や重量挙げなどが「解糖系」で、有酸素運動のマラソンが「ミトコンドリア系」**とイメージするとわかりやすいだろう。

解糖系は主に男性が利用しているが、年齢とともに「解糖系」の利用効率が低くなり、中高年以降になると、酸素を用いてエネルギーをつくり出す「ミトコンドリア系」へとシフトしていく。

つまり、人生の後半は長距離ランナーになっていくのだ。そのため解糖系の持ち味である瞬発力からミトコンドリア系の持続力重視になり、パッと動けないのでソファに座ったままになるというわけだ。

年齢とともに瞬発力が衰えるのは、瞬発力の申し子である男性ホルモン（テストステロン）の働きが低下することも関係している。一方女性はもともとミトコンドリア系なので、それほど大きな変化は起きない。

ちなみに夫が妻に「それ取って」「あれ出して、ほらあそこで買ったあれだよ」といった**『あれ・それ・どれ』で会話を進めるのは、頭の働きの瞬発力である脳の回転力も落ちたため、**固有名詞と普通名詞が出にくくなる。悲しいかな、いろいろと瞬発力が落ちたのだ。

●夫婦の間では酸素が薄くなっている!?

もともと男と女がすれ違うのは、このエネルギー回路が正反対なのが理由のひとつだが、夫婦ともにミトコンドリア系のエネルギー回路になる中高年以降ならわかり合えるかといえば、事はそう簡単にはいかない。みなさん、大きく頷いているはずだ。

ミトコンドリアは母親から子供に受け継がれるため、**夫のミトコンドリアは夫の母親、**

つまり姑《しゅうとめ》から受け継いだもの。妻と同じミトコンドリア系とはいえ代謝ペースが異なり、一緒に行動するのはひと苦労。なかなか妻が姑と合わないように、やはり夫と妻のペースはそろいにくい。

ミトコンドリアから読み解くと、熟年夫婦の対立は「もう一つの嫁姑問題」と言えるかもしれない。

このとき問題となるのが、同じ酸素を必要とするミトコンドリア系同士がリビングで顔を合わせていると、だんだん息苦しくなるということ。つまり**酸素の奪い合いが起きて、まさに酸欠状態となる**のだ（実際は、空気中の酸素濃度は約21％なのだが20・5％ぐらいにまで下がっているような気がする）。

しかもそれは夫よりも妻のほうが強く感じやすい。なぜなら夫は座っているだけだが、妻は家事でちょこちょこ動き回るので、たくさんの酸素が必要になるからだ。

そう、妻のため息はまさに酸欠のサイン。これが熟年夫婦間のギャップとなり、夫が妻に邪魔者扱いされる理由のひとつとなっている。

●近い将来直面する「介護」の齟齬《そご》

繰り返しになるが、人のエネルギー回路には男性は主に解糖系、女性は主にミトコンドリア系を使っており、中高年になると男性もミトコンドリア系にシフトしてお互いに酸素を奪い合う。しかも同じミトコンドリア系なのにペースが合わないのは、ミトコンドリアは母親から受け継ぐため、夫のミトコンドリアは姑と同じとなり、嫁と合わせるのはなかなか難しい。

これは今後の超高齢社会を見据えると、介護問題をどう切り抜けるかに関係してくる。嫁と姑は同じ女性同士でも細胞レベルから異なっており、元々どうお互いを合わせるか様子をうかがうような関係であるのだから、ここは嫁のほうが一歩引くほうがうまくいく。意地を張り合うよりは、年長者に譲ったほうがよい。

何を言ってもわかり合えないのは、ミトコンドリアが違うから仕方ないと納得したほうが早いことに、早く気づくことができたと思えばいいのだ。

言うなれば馬力の違う車が一緒に走ろうとしても並走はできず、距離が離れたり周回遅れになったりするようなものだ。

よく言われるように、人間関係の問題が起きたときは相手を変えようとしてもうまくはいかない。むしろ自分の態度を変えたほうが、あっけないほど相手の対応が変わることがある。愛した夫の母親である姑なのだから、介護というナイーブな問題は相手に合わせるほうがお互いハッピーに過ごせるはずだ。

そして介護は、夫がどう関わるかも問題になってくる。

男性は脳の構造の違いから、女性のようにわずかな表情の違いや言葉の遠慮などを察するのが苦手だ。

それは**右脳と左脳をつなぐ脳梁《のうりょう》の太さの違いで、女性のほうが男性より太いため、左右の脳の間を多くの情報が行き来することができ、相手が本当は何を感じているのかを想像する「裏読み」が得意だ。**

しかし**男性のほうは脳梁が女性より細いため、察することが苦手。**相手が「大丈夫よ」と言っているなら大丈夫なんだと言葉を額面通りに受け取り、本当は優しい言葉をかけてほしいと考えているなど想像もできない。

つまり介護をする立場になったとき、相手が遠慮することが多いであろうことを察して、先回りをしてお世話をすることがどうしても不得意なのだ。仕事として介護に携わっているのであれば別だが、初めて自分の親や妻の親を介護するとなればなおさらだろう。

姑対策のときと同じだが、察してほしいという分野に関しては夫に期待はしないこと。やってくれたらいいな〜と期待値を50％くらいに設定しておけば、その期待以上に何かをしてくれるだけで、それが80％だとしても夫への満足度は上がる。

たとえ介護の話でなくても、夫婦の時間が長くなればなるほど、期待していた気持ちもだんだん諦めに変わっていき、そのうち無関心になっていくのが中高年の夫婦というもの。男性には「女の勘」はないので、〝こうなればああなる〟というパターンを学習していくことで、察することは不得意でも状況を判断できるようになる。

それに夫のミトコンドリアは姑から受け継いだミトコンドリア、意外と相手ベースが理解できるかもしれない。

夫への期待値は、高くしなければずれが広がることはない。期待をそこそこにしておけば、少しの優しさが嬉しいサプライズに感じ、中高年夫婦の危機も乗り越えられる。

なぜ、夫は突然脱サラして起業したいと言い、妻は離婚を考えはじめるのか？

●冒険と変化を求める解糖系、安定を好むミトコンドリア系

この小さな小さな細胞内の話は、男女のなぜ？　どうして？　の謎解きの鍵となっている。それはエネルギー供給源が違えば、男と女は発想も行動様式も自ずと違ってくるからだ。

男の解糖系の発想は、爆発力があり瞬間的なものであり、冒険とスリルを求めている。地位や名誉にこだわりやすいのも解糖系発想そのもので、それが男のモチベーションにもなっている。そのため役職にあるにもかかわらず、急に脱サラして起業や、田舎でそば屋を始めるなどと言い出すのだ。

ミトコンドリア系の女は、安定や持続性を好むため変化は望んでいない。それほどリッチにならなくても、ときどき贅沢ができる余裕があれば、子供の成長とともに安心して暮

らしていく生活を守りたいのだ。そこに脱サラすると夫が言い出せば、当然トラブルとなり、離婚を切り出されることもありえる。

このすれ違いの元をたどると、ＤＮＡに組み込まれたシステムがまるで違うため、と考えられる。男と女はホルモンの違いや脳の機能の違いだけでなく、こんなミクロの世界から異なっていたのだ。夫にしてみれば、ここで一念発起の夢の相談のつもりが、離婚の話し合いに取って代わるかもしれない。

そうならないよう、解糖系のダッシュで話を進めずに、中高年以降はミトコンドリア系にシフトしていることを思い出してほしい。

●エネルギー回路のタイプに合わせた働き方を

男と女の間に起きるずれは、エネルギー回路の違いによるものだが、これを職場に置き換えてみると、意外な問題点が導き出される。

男は爆発的・瞬発力の「解糖系」、女は安定供給の「ミトコンドリア系」、と大雑把に分けたように、**経営者というのは解糖系の発想と行動様式を持った人物が多い**ものだ。むしろ解糖系だからこそ、経営者に向いているとも言える。

女性の経営者はミトコンドリア系ではないのか？　という疑問にお答えするなら、もともとのエネルギー産生回路はミトコンドリア系だが、仕事人としては解糖系の発想と行動様式を持っていると考えられる。

実は解糖系のエネルギー産生には、低酸素・低体温という特徴があり、まるで富士山の頂上のような厳しい環境でこそ活性化する。ところがミトコンドリア系は十分な酸素と温かい環境が好ましい。

一方、**社員はミトコンドリア系が多い**傾向があるのだが、仕事に対する考え方や性格などによって異なってくる。

性別に関係なく上昇志向が強く、企画の立案や残業に積極的なタイプは解糖系で、ひとつのことにじっくり取り組んだり、こつこつ資料作成したりするタイプはミトコンドリア系と言える。となると、どう働くのか、どのような仕事をまかせるかという人事の面でも、社員がどちらのタイプなのか見極めるとうまくいくはずだ。

つまりタイプを間違って別のエネルギー系の仕事を続けると、どこかに無理がでて病気になってしまうということ。**解糖系の社員でも仕事量が増えすぎたり、ミトコンドリア系なのに解糖系の仕事ばかり与えたりすると、無理がたたってうつ病で休職になりかねない。**

主に自律神経失調症になりやすく、風邪をひきやすくなる、気力の低下、疲労感が取れないなど不調が続くようになる。

このような不調は社員に限らず、経営者にも降りかかる。働き盛りの男性が病気（高血圧や心筋梗塞など）や早死にしやすいのは、解糖系ワークスタイルをハードに続けたことによって燃料切れを起こしたからだ。

女性の場合も同じで、もともとはミトコンドリア系で酸素が必要なエネルギー回路なのに、反対の解糖系でエネルギー産生を続けると、冷え性や月経不順など酸素不足と冷えによる不調が表れやすくなるのだ。

働き方とは「ワークライフバランス」という言葉のとおり、バランスが重要だ。

50代以降になると、エネルギー回路は男もミトコンドリア系にシフトしていくため、いつまでも解糖系でバリバリとはいかない。変化に合わせて、働き方のパターンをエネルギー回路に合わせて徐々に調整することが必要となってくる。

子供が巣立った後、なぜ夫は内向的に、妻は外向的になるのか

●「元気がない旦那VSパワフル妻」の謎

少し前に夫が家でゴロゴロしているのに、妻は友達とショッピングや旅行に積極的に出かけ、韓流などにハマってコンサートで歓声を上げていると話題になっていた。

やっと子育てから離れ、仕事も定年となり、あとは自由な時間なのに、なぜ夫は元気がないのか。なぜ妻だけが元気で、夫のほうが急に空気の抜けた風船のようにしぼんでしまうのだろうか。

状況から考えると、夫はこれまで家庭のために頑張ってきたのだから、残りは家でのんびり過ごしたいと望むのが本音だろう。

「家でダラダラするのは、それは俺の勝手だ！」と言う声が聞こえてきそうだが、そんな**気持ちの問題だけではない**ことをお話ししよう。

その理由として考えられるのが、バリバリ仕事で闘うときの男の積極性や攻撃性を支えていた男性ホルモンのテストステロンの分泌量がガクンと減ってしまったからだ。よし、やるぞ！　負けてたまるか！　といった男の勢いこそがテストステロンの恩恵だったのだが、その後ろ盾がなくなり、信じたくないかもしれないが急にしぼんでしまったのだ。

男性には女性のように1か月の中でアップダウンのあるバイオリズムがなく、常に一定で、それが男性の強みでもあるのだが後々の変化が大きい。**いわゆる「男性更年期」と言われる年代の前後から、テストステロンの分泌量が坂道を急降下するように落ちていく。**男性にはホルモンの波はないのだが、ダウンヒルしていくのだ。

そして困ったことに、**テストステロンが下がるとメタボリックシンドロームのリスクが高くなる。**これはテストステロンが筋肉を増やして代謝を高める作用があるためで、テストステロンが下がると代謝も落ちて特に内臓脂肪が増え、メタボリックシンドロームから血圧が上がる、血糖値が上がるといった生活習慣病へとまっしぐらになりやすい。

だからメタボで元気のなくなった中高年以降の男性には、医療用のテストステロンを投与することでグンと元気になることが多い。ダウンヒルだった気持ちが上がるのはもちろん、内臓脂肪が落ちて体重が減り、逆三角形のスタイルが戻ってくる。

余談だが、女性にテストステロンを投与すると筋肉はつくがスタイル抜群にはならない。かえって筋肉がついて体重は増え、体格がよくなり、さらには、声が太くなったり毛深くなったりして女性らしさが失われていく。

つまり、ドーピングしたのと同じことになる。男性には男性の、女性には女性のホルモンがあるのだ。

では、なぜ女性のほうが積極的になるのだろうか。男性の理由を読んだ読者のみなさんなら、子育てから解放されてやる気満々になったからといった精神論では納得されないだろう。

男性が更年期前後にテストステロンが下がるように、女性もエストロゲンが下がってくる。それによる不定愁訴も多くあるのだが、女性にはまだ隠し球があったのだ。

それはエストロゲンが下がっても、わずかに分泌されていたテストステロンの働きで、やる気や積極性がアップするのだ。

もともと分泌されていたエストロゲンは低くなっても、その下のほうでテストステロンはずっと分泌されていた。テストステロンが増えることはないが、エストロゲンがテストステロンより下がるため、結果、テストステロンが優位になって更年期以降の女性は外向的になれる。そう、テストステロンの積極性や攻撃性といった働きが、更年期以降の女性の元気をサポートしていたのだ。

男性にはテストステロンが下がれば、入れ替わるホルモンのサポートはないが、女性にはサポートがある。こんな部分も男性よりも女性のほうが寿命が長いことと関係している。

●男は立ってなんぼ！

いかに男がテストステロンに支配されているか、そこは「立つか」「立たないか」にかかっている。

男という生き物は、自分の命よりもプライドを大切にしているようなところがある。さまざまなほ乳類、鳥類、魚類などのオスの多くがそうであるように、人間のオスも「俺が勝ちたい！」という欲求はテストステロンの働きによるものだからだ。どんな世界であれ、男は競争に勝ちたいと思い、そのプライドのためなら何でもするという勢いを持っている。つまり勝ちたいという気持ち、上に立ちたいという気持ちは男性そのものが勃《た》つということと同じことなのだ。そのくらい重要なプライドだからこそ、男性らしさの部分にはテストステロンが密接に関係している。

そうなるとテストステロンがダウンヒルした場合どうなるかといえば、前述のようになる。テストステロンが下がれば気持ちのほうも勢いがなくなるのだが、男性そのものの勢いもなくなってくる。人によっては素敵な女性が目の前を通り過ぎても、ハッとしなくなって年齢を感じると思われる男性もいることだろう。

しかし加齢によってホルモンが下がっても、それで「ジ・エンド」ではない。希望の光については、後で詳しく述べよう。

いくつになっても、なぜ女ってやつは美にこだわるのか?

●メイクやファッションにお金をかける理由

若くても年を重ねても、独身でも既婚者でも、女性はできるだけいつまでも、きれいな自分をキープしたいと考える。白雪姫の継母《ままはは》ではないが、なぜ、いくつになっても、メイクやファッションにお金や時間をかけるのだろうか？

それは男性には「見た目」で選ばれることを本能的に知っているためだ。男性は自分の遺伝子を残したいと思う相手には、「生殖能力が高い」ことを本能的に条件にするが、**生殖能力が高い、イコール女性ホルモンのエストロゲンが多い。**たとえ若くなくても、エストロゲンを多く見せかけて、若くきれいに見えれば選んでもらえる確率は上がるので、メイクやファッションにこだわってしまうのが女の性《さが》と言えよう。

実際、容姿によって収入に差が出ることがデータとして研究されている。作家の橘玲氏の著書『言ってはいけない』によると、経済学者のダニエル・ハマーメッシュの研究では、**美人と不美人の経済格差（生涯賃金の差）が３６００万円**であると突きつけられている。

その計算は大卒のサラリーマンの生涯年収が平均約3億円として、美人は約２６００万円得をし、不美人は約１２００万円の損となり、その格差は３６００万円と算出されるそうだ。やはり見た目は重要ということになる。

●エストロゲンの品定めをする男、テストステロンの品定めをする女

しかし男性だけでなく、女性も同じように男性の身長、社会的地位や収入（経済力）などで品定めをするので、これはお互い様だろう。

一般に、**社会的成功者や高収入でモテる男性は、男性ホルモンのテストステロン値が高い**傾向にあるといわれている。テストステロン値の高さが筋肉や身長、向上心や支配欲と関係しているからだ。

男性が背を高く見せたがるのも、筋トレして体を鍛えたがる男性が多いのも、テストステロンを多く見せかけるほどモテることを本能的に知っているからかもしれない。

つまり、男性は女性のエストロゲンを、女性は男性のテストステロンをお互い品定めしているというわけだ。

オスとメスがお互いによりよい遺伝子を求めてカップルになろうとするとき、より男らしく（女らしく）生命力に溢れた生殖能力の高い相手を選びたいと考えるのは当然といえば当然のことだ。

なぜ女は寒がりで、男は暑がりなのか

●男と女では代謝量が違った

特に夏場、オフィスのエアコンの設定温度を巡って、「暑い」と言って温度を下げたがる男性と、「寒い」と言って上げたがる女性とでバトルが繰り広げられる職場も多いのではないだろうか。

夫婦間では、夜中のエアコンがケンカの元になる。暑がりの夫がガンガン部屋を冷やすと冷え性の妻は寒くて目が覚めてしまう。これがイヤで夫婦別室にしたという話もよく聞く。

このように男と女で「体感温度」が違うのは、代謝量が違うからだ。

女性と比べると男性のほうが筋肉量が多いため、代謝が活発で体温が高い。しかも、女性につきやすい皮下脂肪は（脂肪があると温かいイメージがあるかもしれないが）、いったん冷えると温まりにくい性質があるため、体温が上がらず、冷え性になりやすいのだ。

ストレス解消に、女は癒しを求め、男はサウナに行くわけ

ストレスの解消の仕方も男女で違う。

男性はスカッとさせるストレス発散型を求めている。

たとえば、サウナに入って汗をたくさんかいて、その後水風呂で一気に冷やしてよしっ！となるのは前述したように男性のほうが筋肉量が多く代謝も活発、体温が高いからという理由だけではない。スッキリ、シャッキリ、スカッ！ とさせたいのが男の本能なのだ（出して終わりの本能の故かもしれない）。

一方女性の場合、ストレス解消に、マッサージやエステなどの癒しを求める。アロマやぬいぐるみなどの癒しグッズが好きだ。

これは、女性のバイオリズムが不安定で、常に自分の内的環境が落ち着かないためだ。女性のバイオリズムは生理のリズムから1か月単位でアップダウンする。

「女は不安な生き物」といわれる所以《ゆえん》だ。

女性は支度に時間がかかり荷物が多くなるのも、この生理的な不安定さから来ている。

外出先で「あれがない！」「持って来ればよかった……」と不安なため「もしも何かあっ

たら?」という不測の事態に対応できるようにしている。

たとえ1泊2日の温泉旅行でも、寒いかもしれないから上着を持っていこう、着替えの予備を持っていこうという具合に、何があってもいいように、あれもこれも持っていかないと安心できないのだ。

この内的環境の不安定さが自律神経の不安定さを招くため、「癒し」がないと一定に保つことができない。だからこそ女性は温泉や美味しいグルメなど「至福の時」の場所を求めてよく出かける。


ちなみに**自律神経がアンバランスになりやすいのは、鉄不足も関係している。**

鉄不足になると自律神経が不安定になり、**鉄が少なければ体温も上がらないため冷え性にもなりやすい。血行も悪くなるため、頭痛や肩こりを訴える女性も多い。**

しかし男性は鉄不足になりにくいので自律神経も安定しており、女性が感じているような不調は少ないのだ。

ストックしない男、ためるのが大好きな女

●出す性とため込む性

台所の引き出しを開けると、ナイフやフォークとか栓抜きや缶切りなどなど、いろんな用途のキッチン用品がいっぱい。ここにもあそこにも「いつかいるだろう」というモノにあふれている。

女性にとって片づけが永遠のテーマ。女が片づけられないのは、女という生き物がためこむ性だからだ。子育て中は「巣ごもり」のように、巣の中で外に出て行かなくても何でもまかなえるようにため込むわけだ。男性のように「そのつど買えば？」と、子供を家に置いて出かけられない。

●女の皮下脂肪にストックされているもの

そして困ったことに、年齢とともに年輪のようにお腹周りなどに脂肪もため込んでしま

う。これは筋肉量が落ちて代謝が下がるなどの原因で、脂肪がつきやすくなってくるためだ。

しかし脂肪がついたことをそれほど嘆くことはない。

女性ホルモンのエストロゲンは、卵巣だけでなく、実は脂肪組織でもつくられているという事実をご存じだろうか。

適度な皮下脂肪は更年期を迎えて分泌がガクンと減った女性ホルモンのエストロゲンを合成する大切な代替部分となる。エストロゲンのすごい働きについては後でも紹介するが、エストロゲンは血管壁を柔らかく保って血圧を安定させたり、肌や髪をつやつやにしたりする働きがあるため、健康と美容の両面でアンチエイジングに役立つ。

私は「**その憎い脂肪にもちゃんと役割があります。あなたを守っていて、これまで蓄積された知恵や知識も脂肪の中にストックされているんですよ**」とお話しする。

一方男性は、困ったら買いに行けばいいので、あれこれストックはしない。もともと食料がなくなれば狩りに出かけるパターンが組み込まれているため、女性のように「予備をきらして焦りたくないので、今のうちに買っておこう」というように考えない。

しかし年を重ねると、どうしても荷物が増えていく。早めに片づけておかないと体も動かなくなってくるため、子供が巣立った頃から片づけを始めておくべきだ。このとき、使わないものや着ないものをいつまでも生きていないゾンビのようにしまい込まずに、潔くお疲れ様でしたと、葬る勇気を持とう。

コラム　購入のカギを握る女性客へのアプローチ法

女性が決められないのは、それだけいろいろ見て考えた上で買いたいからだ。ノリで買い物をして、家に帰ってから後悔はしたくないし、不安になりたくないのだ。

男性からすると「面倒だな」と片づけてしまうところだが、この女性特有の細かさは新たなニーズを生み、ビジネスチャンスにもなる。以前からヒット商品の陰に女子高生や主婦の意見が反映されていることが多いように、女性の視点がひらめきを生むのだ。

実は車の営業マンのテクとして、家族で車の購入を考えているときは、ご主人ではなく奥さんのほうをいかに納得させられるかが購入の決め手となるそうだ。

女性は買い物に悩むものなので、男性のように気に入ったから決めた！　とはならない。よく女性は「なんとなく気になる」「なんとなくいいかも」と曖昧《あいまい》な言い方するのは、それだけ多くの側面で感じているからだ。そのため女性は考える時間が欲しいので、営業マンはゴリ押しをしないでゆっくり比較検討できる時間を与えて、買う気分になるように話を進めるとよい。

このとき相手の話をよく聞くことがポイント。女性は相手に「いっぱい話を聞いてもらえた」「いっぱい質問できた」「世間話までできた」という安心感が必要で、それによって営業マンへの好感度が上がってこの人が担当してくれるなら、という気持ちになる。基本、女性は話を聞いてもらいたい生き物なので、「自分が受け入れられた」という安心感を持ってもらえる接客態度が大事だ。

しかも契約したあとは、フォローアップも忘れずに。恋人同士でもよくあるように、女性にはまめに連絡をしないと不安が募る。恋人に1日に何回もメールをする必要はないが、彼女のメールには文章は短くても返信は早めが重要なわけで、営業の担当者は購入後の車の様子を伺う、点検のお知らせをするなどビジネスにはまめさが必要になる。

ビジネスも家庭も、女性の思考が男性とは異なることを男性のほうが知っているだけで、ギャップは少しずつ埋まるだろう。

なぜ、女性の話には結論がなく高齢者は何度も同じ話を繰り返してしまうのか

●原因は、たんぱく質不足だった

妻の話や職場の女性と世間話をするときなど、なぜ女性の話は要領を得なく、長いのか？と疑問に思っている男性は多いだろう。

相手が主語のないまま話しだして何の話をしているんだ？　と思ったり、延々聞いていたのに、結局オチがなくて何が言いたかったんだ？　となったりしたことは多いことだろう。その理由のひとつとして考えられるのが、女性のたんぱく質不足だ。

ヘルシー志向でダイエットを気にかけている女性は、太るからと勘違いをして肉や魚を避けてサラダや野菜ジュース、スムージーでお腹を満たそうとしているが、これでは圧倒的にたんぱく質が足りない。

女性は生理で経血とともに血液と一緒にたんぱく質も毎月失っているため、しっかりた

んぱく質を食べないと、どんどん減っていってしまうのだ。サラダでダイエットしてやせても、体を支える筋肉を失えば、それはただやつれただけだ。

その結果、頭の回転が鈍くなる、何度も同じことを話すといったように論理的思考ができなくなる。

なぜなら、**たんぱく質は、神経細胞をのばす栄養因子として働き、脳の働きを円滑にするために脳神経細胞のネットワークをつくっている。たんぱく質不足では考えたことがまとまらず、脳の中で伝わるはずの情報が伝わらずに消えてしまう。**これでは話が長い、何を言いたいのか結論がわからないと言われても仕方ない。

よく、話をするときは「結論から言え」と言うが、そのためには脳の回転をよくするたんぱく質を摂ることだ。

しかも摂った栄養は腸から吸収され、脳に必要なものは脳で合成されるため、腸内環境を整えることが基本となる。ボケてきたのかしら？　と不安になって**脳トレのドリルをするよりは、腸内環境を整えてたんぱく質を摂ることをおすすめする。**

本当にたんぱく質で解決するの？　と疑う人も多いだろうが、実際に私の患者さんの女性で血液検査からたんぱく質不足がわかり、食事とサプリメントで摂ったところ、ちゃんと会話が成立するようになって質問した答えが単刀直入に返ってくるようになった。

男性も年齢とともに食べる量も減り、消化吸収能力も落ちるため、たんぱく質不足になりやすい。

男性の患者さんで同じようにたんぱく質を積極的に摂るようにしたところ、こちらが驚くほど話がスムーズになった。

以前は同じ内容を視点だけ変えて何度も繰り返し、それだけで診察の時間が終わっていたのに、食事を変えてからというものスパッと切れ味よく、結論から話すように変わっていった。

食べるものを変えると驚くほど心身に変化が起きるので、食べ方ひとつで人生は変わる。**腸内環境がよい人なら摂った栄養が吸収されて、およそ2~3か月で変化が起きる。**

いろいろやってもあまり変わらない人は、腸内環境に問題ありと考えたほうがいい。まずは腸内環境を整えて、腸から治していくことがスタートだ。腸内環境を変えなければ、脳を変えることはできないのだ（腸内環境の整え方は第3章参照）。

パートナーとの「関係」は、なんと腸内細菌が決めていた!?

脳でわかり合えないなら腸で

熟年離婚がここ10年で急増しているが、長く一緒にいた夫婦が、なぜ今になってまた、わかり合えなくなってしまうのか？

それは、これまで見てきたように、男と女では脳の構造も機能も違うし、エネルギー回路も違うし、ホルモンバランスも違うので思想や情動も同じではない。だから何歳になろうが、完璧にわかり合えるというのは、ほとんどできない。ならば歩み寄りやすい部分でわかり合えばいい！　というのが私の提案だ。

それはどこか？　答えは「腸」だ。

みなさんは腸という臓器を思い浮かべて、腸でそんなことができるの？　と疑問に思われるだろうが、実は**腸には考える機能がある。**いちいち脳の指令を待たなくても、腸だけで考えて独自に働くことができる臓器なのだ。

普通は脳に考える機能があり、脳が体全体に司令を出していると思っていることだろう。しかし腸はたくさんの神経が通っており、脳と自律神経を介して腸も感じて考えている。

たとえば緊張すると便秘や下痢になるのは、脳の視床下部から自律神経を介して腸にストレスが伝わり、腸の蠕動《ぜんどう》運動が乱れて便秘や下痢が起きている。反対に、お腹の調子が悪いと集中力が落ちたり元気がなくなったりするのは、この情報が感覚神経を介して脊髄《せきずい》を通り、脳に伝わっているからだ。

このように、**脳と腸はつながっており、「脳腸相関」と言われている。**

最近では、腸内細菌の働きも加わって、さらに腸と脳には密接な関係があることがわかってきている。

なんと**腸内細菌自体に自律神経の受容体があって、ダイレクトにストレス反応をキャッチするのだ。**

そのためストレスを感じると、腸内細菌のうち日和見《ひよりみ》菌が悪玉菌へと姿を変え、増えた悪玉菌が毒素を出して腸内に炎症を起こすことがわかってきた。この炎症は腸内だけにとどまらず、関節に炎症が飛び火すれば関節炎に、脳に飛び火すればうつ病の原因になることもわかっている。

さらに興味深いことに、腸内環境の専門家で東京医科歯科大学名誉教授の藤田紘一郎先生によると、**嫌いな人と食事をすると肥満の原因となる白色脂肪細菌が活性化して太ってしまう**そうだ。

ということは、腸がストレスで辛《つら》いと感じると、腸内細菌のバランスが乱れて全身に影響が及ぶということ。脳に疲れた実感がなくても、腸が疲れたと感じていれば体は素直に反応しているのだ。

さらに**腸内細菌がハッピーホルモンのセロトニンややる気ホルモンのドーパミンの前駆体（元となる物質）をつくって、脳に届けていることもわかった。**

そうなると、疲れてセロトニンやドーパミンが枯渇しても、腸内環境さえ良好であればあなたの腸内細菌がバランスを整えるために、せっせとセロトニンやドーパミンをつくって脳に届けにくる。これを「腸脳相関」といい、腸の状態がよくなれば脳の状態もよくなるという関係だ。

脳で考えてわかり合えないのなら、腸の考えに従ってみよう。腸内環境が似通えば、腸の考えが似通ってくるので、美味しい食事を一緒に食べることでお互いの腸内環境に共通

腸の状態が脳に影響する「腸脳相関」とは

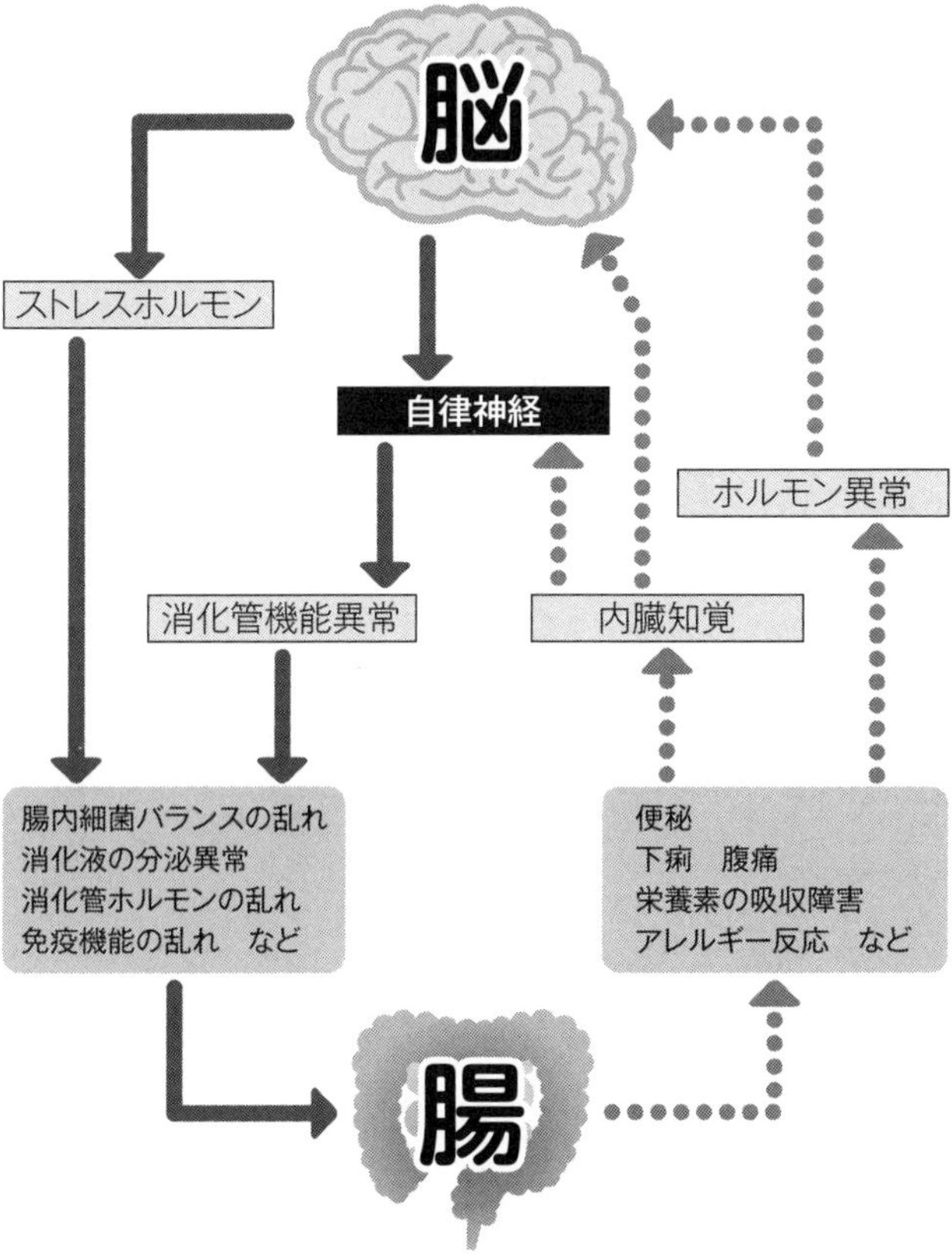

これまでは脳のストレスが神経を介して腸に影響を与えると考えられ「脳腸相関」と呼ばれていた。しかし、腸内環境の悪化も脳に悪影響を与えるため、神経だけでなくホルモン的にも腸と脳は双方向で影響しあっていることがわかってきた。これを「腸脳相関」と呼ぶ

項を増やしていけばいいのだ。

腸内環境は腸内フローラといって、腸内細菌の花畑のようなもの。その花の種＝食事を腸が喜ぶ食材で作って一緒に食べれば、腸内細菌がキャッキャと喜んで善玉菌が増えて、ますます腸内環境が整い、腸内が似た者同士になれる。脳やホルモンでは違いのある二人でも、腸内が歩み寄ることで二人のずれも修正されていくのだ。

多くの人は美味しいものを食べると「これ美味しいね！」と幸福感を覚える。そこから「味付けは何なの？」「このソースはどうやって作るの？」と会話が広がっていけばしめたもの。もうあなたは喜ぶ腸内細菌とシンクロしている。

脳ではダメでも、毎日の食事で腸内細菌を整えて「腸で語り合う」ことで、自然とわかり合えるようになるのだ。

●すべての問題は「腸」から始まる

なぜこれほど腸にこだわるかといえば、体のさまざまな機能を整えるためには腸内環境が最優先事項であり、腸を整えなければ次に何をしても効果が期待できないからだ。

うつ病の治療でポピュラーなものに、抗うつ薬などの薬物療法と認知療法、精神療法などがある。私も以前は治療の中で試行錯誤しながら、進めてきた方法である。

確かにうつ病では脳内ホルモンのアンバランスが起きているため、それを整えるために抗うつ薬で調整したり、ストレスに対する考え方などを認知療法で修正したりすることで改善はする。しかし、それでも再発が多く、それが長年の謎でもあった。

そこで鍵となるのが腸内環境の状態だ。前にも書いたが、腸内細菌はセロトニンやドーパミンの前駆体をつくって脳に届けているのだから、腸内細菌さえ元気ならば薬を減らしても、ハッピーな気分や前向きな気持ちに自前でなんとかできるようになる。

そして腸内環境がよくなるように何を食べるか気にかけることで、栄養状態が体の機能に最適な形となり、ホルモンバランスも安定する。

次に十分な栄養素が揃えば、エネルギー回路がスムーズに回って、脳も体もバッテリー切れが起きずにパワーダウンすることもない。こうなってはじめて、やっと脳の働きが整ってくる。

つまり脳によいアプローチが届くまでには、なんと腸→肝臓→内分泌系→ミトコンドリア→脳と段階があり、**最後が脳なのである。**

ということは、うつ病の治療で脳だけにアプローチをしてうまくいかないときは、腸に問題があると考えなくてはいけない。むしろ腸を整えなければ、順番を追って脳を整えることはできないからだ。

年をとって無気力になったのは、認知症の始まり？　と不安になる前に、腸内環境に問題あり！　と疑うべきだ。健康を維持する方法はすべて腸のケアから始まるのだ。

発生学的にも脳より腸が先

生物の発生学から言っても、脳より腸のほうが先と言える。進化の順番から見ると、脳よりも腸のほうがずっと先にできているのだ。

進化の系統図を遡っていくと、すべての動物の祖先は、ほとんど口から肛門までの腸管だけで生きているような腔腸《こうちょう》動物だ。腔腸動物には脳はないが、エサを食べてエネルギーとし、生殖活動もして子孫を残している。つまり脳がなく腸だけだったのに、腸で考えて生きてきたのである。

その後、腸管だけの生き物がより効率よくエサを獲り成長するために脳が発達した、というのが多くの研究者が指摘しているところだ。

となればやはり、先に腸があり、後から脳が前線司令室として発達したと言えるだろう。

最近は腸の働きと健康の関係が盛んに話題となり、「腸は第二の脳」とたとえられているが、私はこれらの進化の流れや機能を考えると、「腸は第一の脳」であると考えている。考えてみよう。私たち人間も、口から肛門まで大きく捉えると1本の管でつながっている。口から入った食べ物は消化され、腸で必要な栄養素を吸収し、不要なものは便として排泄《はいせつ》している。このいるもの、いらないものを選別するのも腸が考えて行っているため「神の手」と言われている。

腸の働きは全身を整えるスタート地点であるのだから、腸の健康が心と体の健康を左右すると言っても、決して言い過ぎではないのだ。

コラム

なぜ、男は人の話をすぐ忘れ、女は昔のことをいつまでも覚えているのか

男と女では「記憶」の場所が違った

多くの男が思っていること、それはなぜ、女は昔のことをいつまでも細かく覚えているのか？という疑問だ。

男にとっては大したことではないと記憶の彼方に過ぎ去った話なのに、「あのときもあなた

はこう言った」「以前も私が同じことを言ったのに、覚えていないの？」と言われて驚いたことは1回や2回ではすまないのではないだろうか。

その理由は、男と女では記憶のメカニズムが異なるからだ。

特に**「あのときも、あなたはこう言った」というような感情にまつわる記憶は、男性は脳の中心部にある扁桃体《へんとうたい》という部分で処理されており、女性は脳の一番外側の大脳皮質の前頭葉で処理している。**メモリーの場所が異なると何が違うのか、詳しく説明しよう。

扁桃体は好き・嫌い、快・不快、怒り・悲しみなどの情動反応を処理しているが、**〝短期記憶〟のため、「あー頭にきた！」と感じても怒りが過ぎ去ればそれでおしまいにできる。**男性の扁桃体では、嫌な感情はなるべく引きずらないよう処理されているのだ。

一方**女性の感情記憶は、〝長期記憶〟の大脳皮質で処理されて、しかも言語としてメモリーされるため「あー頭にきた！　どうして○○なのかしら？」と記憶を再構築していつまでも覚えていることができる。**これは女性の脳のほうが言語能力に長けているため、特にネガティブな感情記憶についてなぜ怒ったのか、なぜ嫌いになったのかと繰り返し考えるようになるためだ。

一般的に女の子のほうが口は達者といわれるのも、女性脳は言語能力が高く、なぜ？　どうして？　という感情を言葉で説明するのがうまいからだ。反対に男の子は、「なぜ怒っているの？」と聞かれても、「わからない」と手足をばたつかせていたりする。

実は幼児の頃は、男の子も女の子も感情記憶は扁桃体で処理しているのだが、成長とともに女の子は大脳皮質で処理できるようになるため性差が起きる。そして男と女では脳の発達スピードも異なるのだ。

脳の構造上、女の感情記憶に「時効」はない

もう一つ考えられるのが、忘れないのは女性の防衛本能ということだ。

女性が嫌なことがあった場所、不快なことをされた相手のことを忘れてしまうと、また同じ目に遭うかもしれない。**自衛のために女性は忘れないよう感情記憶は長期記憶として蓄えていると考えれば**、なるほど！　と思える。男性がそうしないのは、もし不快な相手がまたやってきても、次は負けなければいいという闘争本能があるためだろう。

しかも女性の蓄積された感情記憶は、バケツに水がたまるように、大脳皮質にどんどんたまっていく。そしていつかバケツの水があふれたとき、感情が爆発して大ゲンカとなりやすい。

男がバケツにたまらないのは、扁桃体がザルなので感情を編み目から素通りさせて消去して

しまうからである。
夫は妻の話を聞いていないのではなく、聞いているけれどすぐ忘れてしまうのだ。
さらに女性の感情記憶がやっかいなのは、バケツがあふれてもその下にタライがあり、こぼれた感情をまたため込んでいるのだ。そのタライがひっくり返っても、さらにまたその下に大きなタライが……。女の感情はカスケードのように下へ下へと流れ、滝壺より深い海の底へとつながっていくのだ。

女の感情記憶に「時効」はない。

男性にとっては他意のない一言でも、女性は傷ついたことを忘れないため、くれぐれも男性の方々は失言に注意したいものだ。

第2章

その「心と体の変化」にも、男女差がある

見た目の老化から心身機能の低下や病気まで…なぜ起こるかのカラクリ

愛情の変化

ホルモンが枯渇すれば、二人を結びつけた愛も枯渇する

40～50代になり、子供にも手がかからなくなれば夫婦二人の時間をゆっくり……。なんてものは、テレビで見るCMの中の話かもしれない。夫婦生活が長くなるにつれ、時間と反比例して心も体も離れていき、なんでこの人と結婚したんだろうと、ため息をついたことも一度や二度はあることだろう。そこまで思ったことのない人でも、出会った頃のときめきを感じなくなって「まあこんなものだろう」と思っているのではないだろうか。なぜ、好きで結婚したはずの相手に、昔のようにときめかなくなるのか解説しよう。

その答えは「ホルモンのせい」である。

恋をして結婚をした年代は、ズバリ繁殖年齢・子育て年齢の真っ只中。男はテストステロンなどの男性ホルモン、女はエストロゲンなどの女性ホルモンの働きが人生の中でいちばん活発なときなのだ。これらのホルモンの働きで、ストレートに言えば産めよ、増やせよとハッパをかけられるため、お互いに目くらましされたようになる。もちろん騙されて

いるわけではない。好きになれば、相手の短所ですら魅力として感じるように、ホルモンの働きがそうさせているのだ。

女性ホルモンは、女性らしい丸みのあるラインをつくり、髪や肌をツヤツヤにする作用があるため、男性の目を惹きつける。男性ホルモンは性に対する関心を高め、生殖行動へと向かわせる。お互いに磁石に引き寄せられるように恋に落ちるのは、ホルモンがバンバン分泌される年代だからこそだ。

さらに、**目くらましのホルモン**はまだある。

恋をするとドーパミンという脳内ホルモンが出る。ドーパミンは欲求が叶えられたときに出る快感ホルモンで、美味しいお肉を食べて「あ〜幸せ〜」のタイミングで出るものだ。恋愛となれば「デートをした」、「手をつないだ」、「キスをした」、「セックスをした」と欲求が満たされるたびに分泌されて、脳に快感刺激を与える。

しかも脳はこの快感刺激を何度も麻薬のように欲する。そのため二人はどんどん積極的に求め合い、あなたしか見えない！　という状態になっていく。世界中の物語にある〝恋の病〟というのは、ホルモンの目くらましによるもの、とも言える。

さらに触れ合うことで、信頼感を高めるオキシトシンというホルモンも分泌されて、恋のときめきに加えて、この人となら安心できるという感覚が芽生えていき、より深い結びつきを求めるようになる。一緒にセロトニンも分泌されるため、二人でいれば癒しや多幸感が得られるようになり、繁殖と子育てに安定して取り組めるように「結婚」という形へと進んでいく。

ホルモン目線で解説すると、出会った当時の二人はこうして結ばれたのである。

ところが子供が大きくなり、男も女も年齢とともにホルモンが低下するとあんなに素敵だった魅力が短所にしか見えなくなり、なんでこの人と結婚しちゃったんだろう……と、心の中でつぶやくことになる。ホルモンの目くらまし効果が消えて、12時を過ぎたシンデレラのようにきれいなドレスもパッと消えて、馬車もかぼちゃにポンと戻ってしまうのだ。

これが「更年期」だ。男も女もホルモンの分泌が活発だった「繁殖モード」から「繁殖を度外視したモード」へと移行していき、カップルというよりは、残りの人生を共に歩む仲間という感覚になる。

「若いときはあんなにラブラブだったのに、いつの間に夫婦仲が悪くなっちゃったの……」といわれるケースがよくあるが、更年期を過ぎてホルモンという〝お互いを結びつける物質〟が枯渇してしまった夫婦の関係性が変わるのは、ごく自然なことなのだ。

ここに気づかず、何もせずに放置すると、二人の心と体は離れていくかもしれない。

しかし人間は、生殖が終われば次のメスへと移るオスや、遺伝子をもらえたらメスがオスを食べてしまうような他の生き物とは違い「考える生き物」だ。

もうホルモンに操られていた時期は過ぎたのだから、ホルモンに支配されていた脳で考えるのではなく、ホルモンの支配を受けない腸内細菌に考えることを任せてみてはどうだろう。

いろいろあった二人だからこそ、本当の意味で男と女の付き合いは更年期からスタートするとも言える。ホルモンの働きにバックアップされて築いた二人の時間は、ホルモンがなくてもこれからも長く深く続いていくのだ。

性の変化

「男性の性欲は衝動的で女性は持続的」と言われる理由

男と女はホルモンの違いから、体つきが違う。これは突き詰めると、精子と卵子に根本的な違いがあるからだ。

第1章で男性のエネルギー回路は解糖系で、女性はミトコンドリア系と書いたように、精子と卵子も同じく分類される。つまり精子は解糖系で卵子はミトコンドリア系なのだ。

精子は解糖系の申し子のような存在で、ミトコンドリアはほとんどない。そのため酸素が少なく低体温の環境で活発になり、盛んに細胞分裂を繰り返す。昔から睾丸を冷やすと精力アップにつながる「金冷法」があるが、まさに富士山の頂上のように寒く酸素が薄い環境のほうが解糖系のシステムが力を出しやすい。

一方、卵子にはひとつの細胞に約10万個ものミトコンドリアが存在している。ミトコンドリアなので、酸素が多く温かい環境を好んで成熟する。女性は下半身を冷やしてはいけないとよく言われるのは、温めることで卵子のミトコンドリアが活性化するためで、不妊予防のためにも温めたほうがいいことを経験からわかっていたからだろう。

この〝温度差〟は男と女の生殖行動の違いにもしっかり表れている。

一般的に男性の性欲は衝動的で女性は持続的と言われるのも、精子の解糖系が短距離走タイプで卵子のミトコンドリア系がマラソンタイプだからだ。射精という目的のために、一気に走りきるのが精子の働きならば、卵子は受精後には、約40週かけて受精卵を胎児として育てていかなければならない。そもそも役割が異なるのだから、違いは当然と言える。

しかし第1章で書いたように、中高年になると男性の解糖系のシステムは徐々に女性と同じミトコンドリア系へとシフトしていく。そうなると変化が大きいのが男性のほうで、解糖系のエネルギッシュな瞬発力が衰えてくる。これが解糖系の申し子である精子の合成に関わるテストステロンの分泌減少と、見事にマッチしている。女性はもともとミトコンドリア系を使う傾向が高いため、年齢による変化は表れにくい。

しかしエネルギーシステムが変わって酸欠になろうが、二人の気持ちのずれが大きくなろうが、一緒に暮らしていくのだ、この人と添い遂げようという道を二人で進む夫婦のほうが多い。熟年離婚が増えているといっても、そう簡単に結論を出さないのは前述のとおり私たちは考える生き物だからだ。

もしかすると、ミトコンドリア系のシステムにお互いが揃うということは、夫婦一緒に老後というマラソンを無事に完走するために、更年期にセットされた幸せのシステムなのかもしれない。

男性は脳血管性認知症、女性はアルツハイマー型認知症が多い

●アルツハイマー型認知症が女性に多い理由

長生きはしたいけれど、それは健康でなければ始まらない。足腰が弱くなる、持病が悪化するといった老化の影響だけでなく、中高年を迎えることでリアルに感じるのが「認知症にはなりたくない」という不安だろう。

実は認知症の中でもアルツハイマー型は女性に多いことがわかっている。

認知症には種類があり、アルツハイマー型はアミロイドβ《ベータ》というたんぱく質が脳に多量に沈着して、脳神経細胞が死滅することで発生する。このアミロイドβの沈着を防いでいるのがなんとエストロゲンの働きで、**エストロゲンの分泌によって女性の脳は守られているると言ってもよい。**

エストロゲンは血管や骨、毛髪や肌を守るだけでなく、脳神経を守るというこんな働き

もあるホルモンなのだ。だから更年期を過ぎてエストロゲンが減少すると、女性はアルツハイマーの発症リスクが上がってしまうのだ。

さらに怖いのが、**アルツハイマーは「第三の糖尿病」**と最近になって言われていることだ。

糖質過剰の食生活が続くとインスリン抵抗性が起きて、常に上がった血糖値を下げるためにインスリンが分泌され続けても血糖値が下がらなくなる。そしていずれは糖尿病へとなっていくのだが、脳の中でも同じことが起きていることがわかった。

アルツハイマーの患者さんの脳では脳内インスリンの効きが悪くなっており、脳が糖をうまく使えなくなってエネルギー不足になっていることがアメリカの研究で明らかになった。またアルツハイマーの患者さんには糖尿病を合併していることが多く、糖尿病を予防することはアルツハイマーの予防につながるとも言える。

そしてインスリン抵抗性にも、エストロゲンが関係している。

エストロゲンが減少するとインスリンの効きが悪くなるため、閉経後の女性は太りやすくメタボリックシンドロームの門を容易にくぐってしまう。そして糖尿病へと進めば、アルツハイマーのリスクも増えることになるのだ。

女性はパン好き、スイーツ好きが多く、糖質過剰になりやすい。更年期が近くなってきたら、エストロゲンにはもう守ってもらえないのだから自分で糖質の摂りすぎを防ぐしかない。

多くの人が誤解しているが、糖質制限は決してダイエットだけが目的ではない。

「糖質制限で○キロやせた！」「糖質制限で体脂肪が落ちた！」と、ダイエットの効果ばかり注目されているが、**糖質制限のメリットはダイエットだけでなく健康と命に関わっている。**

糖質制限は、**血糖値を下げるインスリンホルモンの過剰分泌によって増える内臓脂肪を減らし、内臓脂肪から分泌される悪玉ホルモンを抑えることができる。**

悪玉ホルモンは、高血圧や糖尿病、脂質異常症、動脈硬化の原因になるので、これが抑えられれば生活習慣病のリスクを減らすことができる。また糖質制限は、**糖質を摂りすぎると発生する活性酸素を減らす**ことによって、細胞の老化や変性（ガン化など）の予防にもつながっているのだ。

●脳血管性認知症が男性に多い理由

次に、男性に脳血管性認知症が多い理由は何だろうか。

それは、もともと男性はエストロゲンの守りが低いからだ。エストロゲンにはコレステロールが高くならないよう安定させる働きがあり、内臓脂肪をつきにくくしたり血管をしなやかにする作用があるため、どうしてもエストロゲンの分泌が微量な男性は動脈硬化や心筋梗塞、脳卒中のリスクが高くなる。

そのため、脳梗塞などの血管障害から認知症へと進むのは圧倒的に男性が多い。これはホルモンの違いによる性差で、女性より男性のほうが短命なのはホルモンの差だ。

男性の場合も内臓脂肪が増えないようにし、血管を守るためには糖質制限が有効だ。男性はテストステロンの分泌が下がると筋肉量が減り、内臓脂肪が蓄積しやすくなってメタボリックシンドロームを招き、動脈硬化になりやすいという定番コースがあるからだ。

また、**糖質過剰の食生活を続けると、細胞にいわゆる「糖化（身体のコゲ）」という現象が起きて動脈硬化が進む。**

血管内には余分なコレステロールを回収するHDLコレステロールと細胞にコレステロールを運ぶLDLコレステロールがそれぞれ働いている。しかし「糖化」が起きると全身の細胞にコレステロールを届けて、細胞膜をつくったりホルモンの合成をしたりしていた

ＬＤＬコレステロールが酸化して「酸化ＬＤＬコレステロール」に変わってしまう。
ちなみに**ＬＤＬコレステロールはよく「悪玉コレステロール」と言われているが、ＬＤＬそのものは悪者ではなく酸化することで悪玉になる。**

細胞にコレステロールを運ぶＬＤＬコレステロールが酸化ＬＤＬコレステロールに変わる――これが大問題なのだ。

あまり知られていないが、酸化したものはもうＬＤＬではないため、本来の働きをしなくなり血管内で流れ着いたゴミのようにうろうろすることになる。当然ゴミがあると血流が滞るので、マクロファージという生体内の異物を回収する掃除ロボットがやってきて酸化ＬＤＬを取り込んでくれるのだが、困ったことにこれで無事解決とならない。

酸化ＬＤＬを取り込んだマクロファージまでがゴミ化してしまい、**血管壁にべったりこびりついて血流が悪くなってしまう。**これを「**粥《じゅく》状化**（アテローム）」と言い、プラークとなって血管壁をせばめ、配水管にゴミが詰まるように**血栓ができやすくなり、心筋梗塞や脳卒中の原因になる。血管への影響を知ると、いかに糖化が恐ろしいことか**理解できると思う。

●太るだけじゃない！　世にも恐ろしい「糖化」の話

ここで今、老化の原因として注目されている「糖化」について説明しておこう。

糖化とはあなたが毎日の食事の中で摂りすぎた糖質の余った分が、体内でたんぱく質と結びつき、体温で温められてひとつひとつの細胞が茶色く焦げたように変性することだ。

糖化した細胞は固くもろくなり、本来の機能が落ちてしまう。細胞が焦げると聞いてもピンとこないかもしれないが、ホットケーキのこんがりとした焼き色やプリンのカラメルソースの茶色の部分をイメージするとわかりやすい。小麦粉と卵、卵と砂糖を合わせたものが加熱により焦げ目がついたものが糖化なのである。

やっかいなのは、糖化した細胞は、一生固く焦げた細胞のままとなり、時間の経過とともに「最終糖化産物」という処分に困る廃棄物のようになって、活性酸素を発生させる存在として体内に居座り続けるということだ。

活性酸素は体をさびつかせ、老化を進めるほか、血管や細胞を傷つけて動脈硬化、胃粘膜障害、白内障、がんなどさまざまな病気の原因にもなる。

最終糖化産物から出る活性酸素によって「酸化（サビ）」するだけでない。「糖化」が蓄積していくことでも**動脈硬化、骨粗しょう症、骨関節症、アルツハイマー、糖尿病の合併症**などが起こりやすくなる。

糖化は細胞を変性させてしまうため、まるでスライムのように糖化した部分がぺたりとはりついて、**脳が糖化すればアルツハイマーに、関節の細胞が変性すれば関節炎**にと、どんどん正常な部分を変性させてしまうことになる。

これらすべてのきっかけになるのが、糖質の摂りすぎだ。健康のためにと考えて、**いくら体によいとされる食品やサプリメントを摂っても、麺類やピザ、ご飯が大好きで、糖質過剰の食生活をしている限り糖化が起きる**ため、リスクを消すことができないのだ。

年齢とともに、病気ではないけれど物忘れをするようになった、物の名前がすぐ出てこないといった変化で**「もしや認知症？」と思ったら、まずは糖質を減らして、脳に必要な栄養を摂ってみよう。**

ある患者さんのお父様のケースで、家族に認知症を疑われて受診されたが、その診断はつかなかった。血液検査で鉄不足とたんぱく質とビタミンB不足がわかり、食事を変え、不足している栄養素をサプリメントで補ってもらったところ、数か月を過ぎた頃から会話がクリアになってご家族も驚かれていた。

このように、**一見「認知症」と思われても、栄養を変えることで症状が改善することはしばしばある。**認知症の薬を飲む前に、まず食事を変えて、脳の栄養を摂ることをおすすめしたい。

体の変化：男性の更年期障害

40歳を過ぎると、男性は体力・気力・精力が低下する

「え⁉　40代なんて早いのでは？」と異論を唱えたい男性は多いと思うが、もう40代から始まっているのが「男の更年期」だ。なぜなら年齢に関係なく、若い世代でも、もう枯れてしまったの？　というケースがあるからだ。

女性がエストロゲンの分泌が下がるように、男性も加齢だけでなく栄養状態やストレスなどの影響でテストステロンの分泌が下がってくると、心と体の活力が衰えてくる。

テストステロンの低下は、赤血球を減少させ、筋肉や免疫力の低下を招き、内臓脂肪が

蓄積しやすくなるためにメタボリックシンドロームのぽっこりお腹になりやすい。しかもメンタルにも影響するため、軽視できない。

やる気が出ない、人に会うのが億劫、寝つきが悪く夜中にたびたび目が覚める、イライラする、一日中憂鬱な気分になる、というようにまるでうつ病？　と疑いたくなるメンタル症状が目立つようになるのだ。

このような病態は「**LOH症候群（加齢性腺機能低下症候群）**」と呼ばれ、最近注目されている。診断には血液検査でテストステロンの値を調べるなどのほか、チェックテストの問診票があるがその内容はうつ病のチェックリストと似ている質問があるため、テストステロンの血液検査で見極めることが重要になってくる。

ＬＯＨ症候群は６００万人もの中高年男性が罹病《りびょう》しているとされており、決して珍しい症状ではない。しかも女性の更年期のように不調が顕著ではなく、長い時間をかけて少しずつ症状が出るため本人も気づかないうちに悪化させてしまうことも多い。

こじらせてしまうと、本当にうつ病のように口数が極端に少なくなり、話す言葉、表情、行動などに覇気ややる気が失われて、カクンと萎えてしまうのが特徴だ。

それに加えてテストステロンは男のプライドを立てるホルモンなので、性欲や性機能がてきめんに衰えてくる。朝勃ちが少なくなる、性欲を感じなくなったなど感じるようになってきたときは、テストステロンの働きが低下しているサインだ。

しかもテストステロンは記憶力や判断力にも関係するため、仕事へのやる気や集中力、切れ味のようなものが鈍くなってくる。実際、仕事ができる男はテストステロンの値が高いというデータもあり、下がると本当に元気がなくなってしまうのだ。

このLOH症候群は、**実は糖質制限とビタミンBやビタミンDの補充によりよくなるケースがたくさん見られる。**それでもよくならないケースは「ホルモンクリーム」を使ってホルモン補充療法を行っている。

その結果、何を聞いても反応が鈍かったのに、急に早口になったかのように話がスムーズになり、仕事にも意欲が湧いてきたと話してくれた。おまけに、糖質制限によって糖化の進行を防いだおかげでメタボリックシンドロームの血液検査のデータがあっという間に改善した患者さんのケースもあり、これには私も驚いた。

女性は血管障害の病気になりにくいが、痛みの病気になりやすい

エストロゲンには血管を拡張させて、血流をよくする働きがあるため、閉経するまでは女性には血管障害の病気が少なく、反対に男性は年齢に関係なくリスクがあると書いた。女性の健康とアンチエイジングにはエストロゲンの恩恵があるわけだが、逆にエストロゲンの働きがあるために男性よりも痛みに敏感になりやすいというデメリットがあることをご存じだろうか。

近年、原因不明の難病として中高年の女性に増えているのが「線維筋痛症」だ。全身に激しい痛みが3か月以上継続して起こり、その場所も程度も日によってさまざまに変化するという特徴があり、重い疲労感や不眠が続き、重症化すると歩けなくなって日常生活を送ることが困難になる。

線維筋痛症の患者さんは甘いものの好きな人が多い。ところが、この痛みを緩和するた

めに甘いものを食べると、かえって痛みが悪化してしまう。なぜなら、「甘いものを食べる→低血糖が起こる→血糖を上げるために脳からノルアドレナリンが出る→血管や筋肉が収縮する→痛みが起こる→痛みを緩和するためにまた甘いものを食べる……」

という悪循環が起こるからだ。

さらにもうひとつ、**甘いものを食べると腸内環境が悪くなる**こともわかっている。

体が痛みを感じたとき、痛みを抑えようと働く脳内ホルモンのセロトニンは、腸内細菌がその前駆物質を合成していると前述したが、もしも腸内環境が悪いとどうなるだろうか？

当然、セロトニンを十分に合成できない。本来であれば元気な腸内細菌がセロトニンの前駆物質を合成してくれるのに、糖質に偏った食事のためにセロトニンが合成できず、痛みが出やすくなることになる。

つまり、**腸内環境が悪い女性は、セロトニン合成能力が低いために痛みを緩和できなくなる**とも言える。

だから生理前のイライラや不安定な気持ちを沈めるために、毎月ケーキや和菓子などの甘いものを食べることが習慣になっているとしたら、その方法は間違っている。

脳は甘いものを食べた満足感で安心感を得るが、それは一瞬のこと。低血糖が起こって、ますますイライラするし、腸内環境が悪くなるからセロトニンを合成できないためイライラも不安感も消すことができないのだ。

ちなみに、若年性線維筋痛症の場合は「薬が効かない」と言われているが、大丈夫、食事を変え、血液検査で分析した足りない栄養素を補うことでよくなるケースが多い。

ある患者さんは、「先生、甘いものをやめたし、ビタミンDが一番効いた〜」と言っている。ビタミンDには痛みを和らげる作用がある。学会でも発表している事実なのだ。

見た目の変化：薄毛・脱毛

薄毛・脱毛は「年だから」「遺伝だから」とあきらめないで

髪の悩みは男性のプライドに深く関わるテーマだ。一口に薄毛と言ってもいくつか種類があり、原因、年齢や生活習慣、ストレス、遺伝などさまざま。主なものには、次のような種類がある。
①自己免疫異常が原因で、ストレスがきっかけとなる「円形脱毛症」
②フケが増えて毛穴がつまり、脱毛する「脂漏性脱毛症」
③抗がん剤など薬の影響による脱毛
④成人男性に見られる「AGA（男性型脱毛症）」など。

特に最近注目されているAGAは、額の生え際や頭頂部、またはその両方薄くなるもので、遺伝や男性ホルモンの影響が原因と考えられている。

髪は毛包という部分でつくられており、伸びては抜け、また生える〝ヘアサイクル〟を繰り返す。ところがAGAになると髪が十分成長する前に抜けるため、だんだん薄くなっていくのだ。

このヘアサイクルの乱れを引き起こすのが、男性ホルモンの働きの乱れだ。男性ホルモンのテストステロンが、5α《アルファ》リダクターゼという還元酵素により変換されてジヒドロテストステロンになると、髪の成長を妨げることから脱毛しやすくなる。

また親の薄毛は遺伝しやすいと言われるが、薄毛の遺伝子があることもわかっている。毛包にある男性ホルモンの受容体遺伝子の感受性が高いとはげやすくなるため、父親が薄毛ならば息子も薄毛になる可能性が高い。

ちなみに女性の場合、加齢による女性ホルモンのエストロゲンの低下が薄毛に関係しており、髪全体が薄くなったり、髪が細くなったりしてボリューム不足になりやすくなる。

つまり最近増えているAGAは男性ホルモンの働きが関係しているが、男性ホルモンの数値が高いからといってはげやすいとは一概には言えない。毛包にある男性ホルモン受容体の活性の差によるものなので、やはり年齢や遺伝によるところが大きいと考えられる。

しかし「年をとったから」、「遺伝だから」と諦めないでほしい。確かに加齢や遺伝は薄毛と関係するが、髪は草花を育てるのとよく似ており、きちんとケアすれば希望はある！AGAでも他の原因の場合でも、抜けにくくしたり強い髪が生えるようにしたりすることはできるのだ。

そのポイントは、薄毛の原因が何であれ、まず髪の材料となる栄養を摂ること！　草花の成長に水や肥料が必要なのと同じで、うまく育たず「根腐れ」を起こしている髪にも栄養を届けることが大切だ。何を食べればよいかといえば、その答えはズバリ**動物性食品。**

またたんぱく質を食べましょう？　と思われるだろうが、私たちの身体はすべてたんぱく質から成り立っており、**髪もケラチンというたんぱく質でできている。**

髪を育てるために摂りたい栄養素

たんぱく質	髪の材料となる栄養素
亜鉛	細胞分裂に関わるミネラルで、髪を育てて脱毛を防ぐ
ビタミンA	成長に必要な細胞分裂に必要で、髪の成長を促す
ビタミンE	血行を高めて、毛根に栄養素を届ける
ビタミンC	髪の合成に関わり、喫煙やストレスによる活性酸素を消去する
鉄	髪の合成に働く。女性は鉄不足が多いので積極的に摂りたい
ビタミンB群	代謝に必要なビタミンで、特にビオチンは健康な髪を作る
ビタミンD	細胞の分裂・増殖に必要で、髪の成長を促す

そのほかに必要な栄養素は上の表のとおりだ。髪を育てるためには、動物性食品と緑黄色野菜を食べるとＯＫ、とシンプルに覚えておこう。

さらに重要なことがもうひとつある。なんと**メタボリックシンドロームは脱毛しやすい**ことが指摘されているのだ。

糖質を多く摂るとインスリン分泌が高まり、それが脱毛と関係することがわかっている。ここまでくどいほど、健康とアンチエイジングを脅かす糖質の過剰摂取に警鐘を鳴らしてきたが、薄毛対策にも糖質カットは重要な鍵を握っている。

糖質制限の目的はダイエットだけじゃない。糖質カットというと、みんな「ダイエット、ダイエット」と言うが、もっと糖化のことを考えてほしい。葉っぱが枯れて、最後はポロッと落ちてしまうように頭皮の細胞が枯れてしまい、毛が抜け落ちるのだ。

さらに追加したい情報は、脱毛しやすい生活習慣をどう改善するかだ。ストレスが髪を減らすため、ストレスは上手にコントロールし、睡眠をしっかりとることで髪も育っていく。また喫煙は毛根の血流不足を招き、髪が栄養不足になるので禁煙は必須だ！

見た目の変化：三段腹

皮下脂肪、内臓脂肪、そして「第三の脂肪」！

●エストロゲンの減少が内臓脂肪を増やす

食べる量は変わってないのに、年とともに太りやすくなった……、特にお腹周りのぽってりとした脂肪をつまんでガッカリしている中高年の女性は、これから先もキレイで健康で生きていくために変えなくてはいけないことがある。

適度な皮下脂肪は女性らしいボディラインとなり、特に閉経後に卵巣からのエストロゲンの分泌が下がると脂肪や副腎から分泌されて体を守るため、必要以上にダイエットに励むことはない。

しかし「服のサイズがシーズンごとにランクアップしていく」、「医師からメタボリックシンドロームを指摘された」、「健康診断で血糖値や血圧など、数値が高いと指摘された」などがある場合、その脂肪はちょっと多すぎだろう。それは皮下脂肪だけでなく、生活習慣病の原因となる内臓脂肪が増えているからだ。

閉経以降は加齢により基礎代謝が落ちており、誰もが太りやすくなる。さらにエストロゲンの守る力が弱くなると、内臓脂肪がお腹周りにつきやすくなってメタボ体型になっていくからだ。エストロゲンの分泌減少は、さまざまな不調や病気の引き金になるため、若いときと同じ習慣や食べ方は更年期を迎える前から意識して変えていきたい。特に女性がつい食べすぎがちなパンやパスタ、お菓子などの糖質メニューは、いとも簡単に内臓脂肪を増やし、メタボ体型どころか、糖尿病や高脂血症、高血糖の原因になってしまうのだ。

●見た目ではわからない「第三の脂肪」とは

もうひとつ、最近話題なのが、皮下脂肪、内臓脂肪に続く**「第三の脂肪」**の存在だ（テレビ『主治医が見つかる診療所』では**「場違い脂肪」**という名前で紹介した）。

体重も体形も変わっていないのに、隠れたところに中性脂肪がくっついて、いわゆる隠れ肥満になってしまうというものだ。

皮下脂肪や内臓脂肪に蓄積された脂肪の量が許容量を超えると、行き場のなくなった脂肪が〝場違い〟な場所にたまり、さまざまな病気を引き起こす。

たとえば「脂肪肝」は肝臓の場違い脂肪。膵臓《すいぞう》に脂肪が入り込めば「脂肪膵」となる。そのほか、筋肉が脂肪に置き換わったり（筋肉の細胞内に脂肪が蓄積。筋肉が衰えてロコモティブシンドロームになったり、糖尿病の発症につながる）、心臓のまわりに脂肪がくっついたりする。血管の内側に悪玉コレステロールが蓄積すると血栓ができ動脈硬化を引き起こす話をしたが、それとは違い、心臓に栄養を送る血管のまわりに脂肪がくっついてくる。それが**心筋梗塞と動脈硬化を引き起こす**のだ。

脂肪が細胞の「なか」にたまるだけに、なかなか見た目ではわからない、第三の脂肪がたまっていないか気になる人は、体組成計でチェックしてみるといいだろう。この**中性脂肪を減らすには、筋トレが効果的。**食事を変えるだけでなく、適度に筋肉を鍛える必要がある。

●解決策は筋トレ

加齢とともに衰えるもの、それは筋肉も同じ運命にある。何しろ筋肉は、使わないとどんどん減っていってしまう。若い人でも骨折で1か月も入院すれば、みるみる筋肉が細くなるのだから、定年後に家でゴロゴロしていたら筋肉量は徐々に減り、歩いたり体を支えたりすることすらままならなくなる。それに**筋肉は体を動かすだけの臓器ではない。筋肉はホルモン分泌にも深く関わっているのだ。**

たとえば成長ホルモンは、筋トレなどの運動をすることで分泌量が増す。筋トレをすると筋線維が傷つき、それを修復するために成長ホルモンが分泌されてたんぱく質の合成を促し、より太い筋線維となる。これが筋肉を大きくするメカニズムだ。

またたんぱく質が筋肉として合成されるとき、筋肉を大きくするために分泌されるのがテストステロンの働きだ。

筋トレを定期的に行うと、テストステロンも分泌されるようになるため、男性更年期障害やＬＯＨ症候群、意欲や性欲の低下が気になる男性は、まず筋トレを始めて分泌アップに働きかけてみよう。

筋肉がつけば肥満予防となりメタボリックシンドロームのリスクも減らせるし、アンチエイジング効果も期待できる。

女性も筋トレで隠れ肥満を解消し、メリハリボディができる。前述したように更年期以降は体脂肪が増えやすくボディラインのメリハリはどこかに消えてしまう。大事なメリハリを復活させるには、筋肉の引き締め効果にお願いするしかない。

それに、筋肉を鍛えて成長ホルモンの分泌が促されれば、美容にもうれしい効果が表れる。

女性ならご存じだろうが、成長ホルモンによって肌細胞のターンオーバーが促進されて、美肌になる。お化粧のノリもよくなり、マイナス５歳肌以上の変化が起きるかもしれない。

人体の中で、筋肉だけは「老化の流れ」に逆らう力があるのだ。

においの変化：加齢臭

加齢臭は「血管がサビついている」サイン

加齢臭が気になる中高年の男性は、専用の石けんを使いコロンをふりまき、洋服には消臭剤をかけるそうだが、それで無事解決とはならない。加齢臭は単なるにおいだけの問題ではないからだ。

加齢臭とは、皮膚の皮脂腺から出る脂肪酸が酸化して出る、独特のにおいだ。つまり加齢臭が気になるのは、体の外側だけなく、内側も酸化している可能性が高いというサイン。

そうなると、**血管の中で増えた活性酸素が細胞と結びついて、ひとつひとつの細胞をサビつかせてしまう。**血管の内側の細胞がサビつけば動脈硬化となり、心筋梗塞や脳梗塞など命に関わる病気の引き金となりかねない。ほかにも活性酸素は、アルツハイマーや悪性腫瘍との関連も指摘されている。

活性酸素が体内で発生する原因には喫煙、過度の飲酒、精神的・肉体的ストレス、紫外線、激しい運動などがあるが、もともと活性酸素は呼吸をしている限り体内で発生するため、体にはそれを消去するシステムが備わっている。

しかしその働きは加齢とともに落ちて、逆にストレスが増える中高年では、その消去システムが間に合わなくなってしまう。ご主人の衣服や枕カバーがにおうのは、血管がサビついている？　と危機感を持つべきだ。

加齢臭が気になったら外側からのケアだけでなく、タバコやお酒を控えて、体の中から活性酸素対策をしよう。またご飯やパン、麺類、スイーツなど糖質を摂りすぎると、体内で余った糖質がたんぱく質を変性させて、**糖化が活性酸素を発生させやすくする**のでこれも控える。

さらに積極的に抗酸化物質を摂り、活性酸素の消去を促すとよい。代表的な成分はビタミンA、C、E、β-カロテン（体内でビタミンAに変換される栄養素）、鉄、CoQ10。主な食材は、ビタミンAはレバー、うなぎ、バター、ビタミンCは赤ピーマン、ブロッコリー、いちご、ビタミンEはアーモンド、たらこ、いくら、β-カロテンは緑黄色野菜、鉄は動物性たんぱく質に豊富に含まれる。

CoQ10は食材に含まれる量が少なく、100mg摂るためにはイワシ約20尾も食べなければならないので、サプリメントのほうが効率的だ。

「睡眠時無呼吸症候群は太った男性の病」の誤解

最近、私は診察の中で非常に気になっていることがある。

「朝起きられない」「午後にならないとやる気が起きない」と訴えている患者さんにある検査を行うと、「睡眠時無呼吸症候群」と診断されるケースが増えているのだ。

睡眠時無呼吸症候群とは、寝ている間に呼吸停止が繰り返されて体内が酸素不足となり、酸素を取り込もうと心拍数が上がるため、寝ているのに覚醒した状態となり休息できなくなることだ。

熟眠感が得られないため、起きているときも強い眠気がある、だるさや倦怠《けんたい》感がとれない、集中力が続かないといった日常生活に負担を覚えるようになる。

さらに寝ているようでも脳は覚醒しているため、緊張状態が続いてノルアドレナリンが分泌されており、ぐっすり寝た気がしないのだ。もちろん、夜中に何度も目が覚める「中途覚醒」も起こりやすい。朝起きたときいつも血圧が高い人は、睡眠時無呼吸症候群で交感神経が緊張している可能性もある。

　ここで注意してほしいのが、睡眠時無呼吸症候群は太った男性に多いと言われているが、実際の患者さんを見ていると体形や性別だけで分けることはできない。もちろん太っている男性はその傾向は高く、あごや首の脂肪が上気道を圧迫して酸素を取り込みにくくするために発症しやすい。

　ところが、やせている男性でも体形がどんな女性でも、睡眠時無呼吸症候群が起きていることがしばしばある。それは上新細胞に炎症があると腫れが起き、横になったときに舌根が落ち込んで気道を圧迫して空気が通らなくなるためだ。体形や性別は関係ない。

　女性の場合、口の周りの口輪筋という表情筋が下がったり、頸部《けいぶ》の筋肉が弱ることも関係している。女性は年齢が上がるにつれ罹患率も上がるため、中高年は体形も男女差も関係なく、睡眠時無呼吸症候群のリスクにも備えておきたい。口輪筋を鍛える体操は、第4章で紹介しよう。

睡眠の質の変化：睡眠障害

不眠症の背景に低血糖症と光刺激

●夜の光刺激でメラトニンを抑制していませんか

疲れているのに寝付きが悪い、やっと眠れたのに途中で目が覚めると感じている人は、寝る前に何をしていたか思い返してほしい。

寝る直前までパソコンでネットサーフィンをしたり、テレビを見ていたりしていなかっただろうか？　布団に入ってからもスマホを触っていなかっただろうか？

眠る直前にパソコンやテレビ、スマホの光刺激を目が受けると、「睡眠ホルモン」と呼ばれるメラトニンの分泌を抑制し、眠りへ誘うことが難しくなるのだ。

メラトニンは日中、日光を浴びることで分泌が抑制され、日没後には徐々に分泌される。それによって、脳や身体が眠る準備をするようにできている。ところが光刺激でメラトニン不足になると、眠っているようでも熟眠感がなく、朝起きられない、起きたときに頭が痛いなどの不調を感じることがよく見られる。

●糖質制限をすると目覚めがよくなる不思議

さらに、意外なことにランチに何を食べたかでも、睡眠の質が変わってくる。

昼にラーメンやうどん、丼ものだけといった**糖質に偏った食事をすると、夜中に低血糖が起きて不眠の原因になることがある。**糖質を過剰に摂取すると、上がった血糖値を下げるためにインスリンが大量に消費されて、逆に血糖値が下がりすぎることがある。この低血糖の反応が食べてから2~3時間ほどで出ることもあるが個人差があり、ランチの影響が夜中に出ることもある。

栄養療法の第一人者でもある溝口徹氏の研究によると、**昼食で糖質を摂りすぎると時間が経ってから低血糖が起きる**ことを指摘されている。

低血糖が起きると、下がりすぎた血糖値を上げるためにノルアドレナリンなどが分泌されてかえって覚醒の刺激を脳が受けてしまう。そうすると寝付きが悪い、眠ったのに途中で起きてしまうといった睡眠障害が起きやすくなるのだ。

夜中に歯ぎしりや歯のくいしばりが起こるブラキシズムは、低血糖が原因ではないかという説もある。

だから逆に糖質制限をすると、睡眠の質がよくなり寝覚めがよくなる。

以前、『主治医が見つかる診療所』の番組のなかで、双子芸人のザ・たっちが、兄弟で別々のダイエット法にチャレンジし、成果を比較したことがあった。

兄が挑戦したのが糖質制限（ローカーボダイエット）だったのだが、兄のほうがやせたうえに、「目覚めがよくなった」と話していたのが印象的だった。

第3章

食べものを変えれば「感情」が変わる！「いい関係」に変わる！

処方箋① 腸が喜ぶ食べ方編

幸せホルモン「セロトニン」を増やす食べもの、食べ方

●セロトニンを制する者はストレスを制す

これまで何度も登場したハッピーホルモンの「セロトニン」は、実は体のあらゆる臓器に働きかける受容体があり、みなさんが思っている以上に重要な存在だ。

セロトニンは「ハッピーホルモン」なのだから脳への作用をご存じの方も多いだろうが、セロトニンの90％は消化管にあり、残りは血小板に8％、脳では2％という割合だ。脳はボリュームとしては少ないが非常に重要な働きがあるため、優先度が低いということではないので誤解はしないでほしいのだが、要するにセロトニンの働きは癒しだけではなく、多岐にわたっているということだ。

私たちの内臓の働きはセロトニンを介して活発になったり制御したりコントロールされており、ストレスからセロトニンの分泌が低下するといろいろな臓器の機能が低下することになる。ストレスが増えると胃腸の調子が悪くなる、頭痛が起きる、肩こりが治らない

など実感している人も多いと思うが、その背景にはセロトニンの働きが深く関わっていたのだ。

以前から私は**「セロトニンを制する者はストレスを制す」**と話してきているように、特に中高年以降の心身の健康はセロトニン次第と言える。

セロトニンの働きについてこんな話がある。

うつ病の治療のひとつに抗うつ剤のＳＳＲＩ（選択的セロトニン再取り込み阻害薬）を投与することがあり、この薬はセロトニンの働きを調整する作用がある。ところがどんな薬にもあるように、患者さんの中にはＳＳＲＩの副作用が起きることがある。それが胃腸の働きが亢進《こうしん》して吐き気を感じる、血行がよくなって頭痛が起きることで、セロトニンの受容体がいろいろな臓器に存在するため、脳だけでなく他にも作用した結果として起きてしまうわけだ。

●セロトニンの材料となる食べもの

では、セロトニンを増やすにはどうすればいいのか、答えは簡単だ。

「肉を食べよう！」につきる。

これまで肉はコレステロールが上がると敬遠される人も多いが、これは間違いである。セロトニンをはじめ、体で働くホルモンを合成するには材料となるたんぱく質を基本として、合成をサポートする酵素や、補酵素としてビタミンB_6、ナイアシン、葉酸、補因子として鉄、亜鉛など、ビタミンとミネラルが必須でどれかひとつでも足りないと十分に合成できない。

これは合成するときに必要な材料が揃っても、その中に少ないものがあるとそのレベルに合わせて合成するというしくみがあるからだ。たとえ亜鉛が10あっても、ナイアシンが3ならば、3の量までしか合成できない。

だからこそ、○○だけといった「ばっかり食べ」は合成のアンバランスを生む。食事は偏りなく、いろいろな食材をバランスよく食べましょうと言われるのは、体の代謝メカニズムを有効活用するためなのだ。

その点、**肉など動物性たんぱく質には基本のたんぱく質のほかに、鉄や亜鉛、ビタミンB群などが含まれている。**

セロトニンを増やすために肉を食べるポイントは、**「牛・豚・鶏」を週の中でローテーションしながらいろいろな種類を食べること。**牛肉には鉄、豚肉はビタミンB群、鶏肉は

幸せホルモンの合成に不可欠な栄養素とは

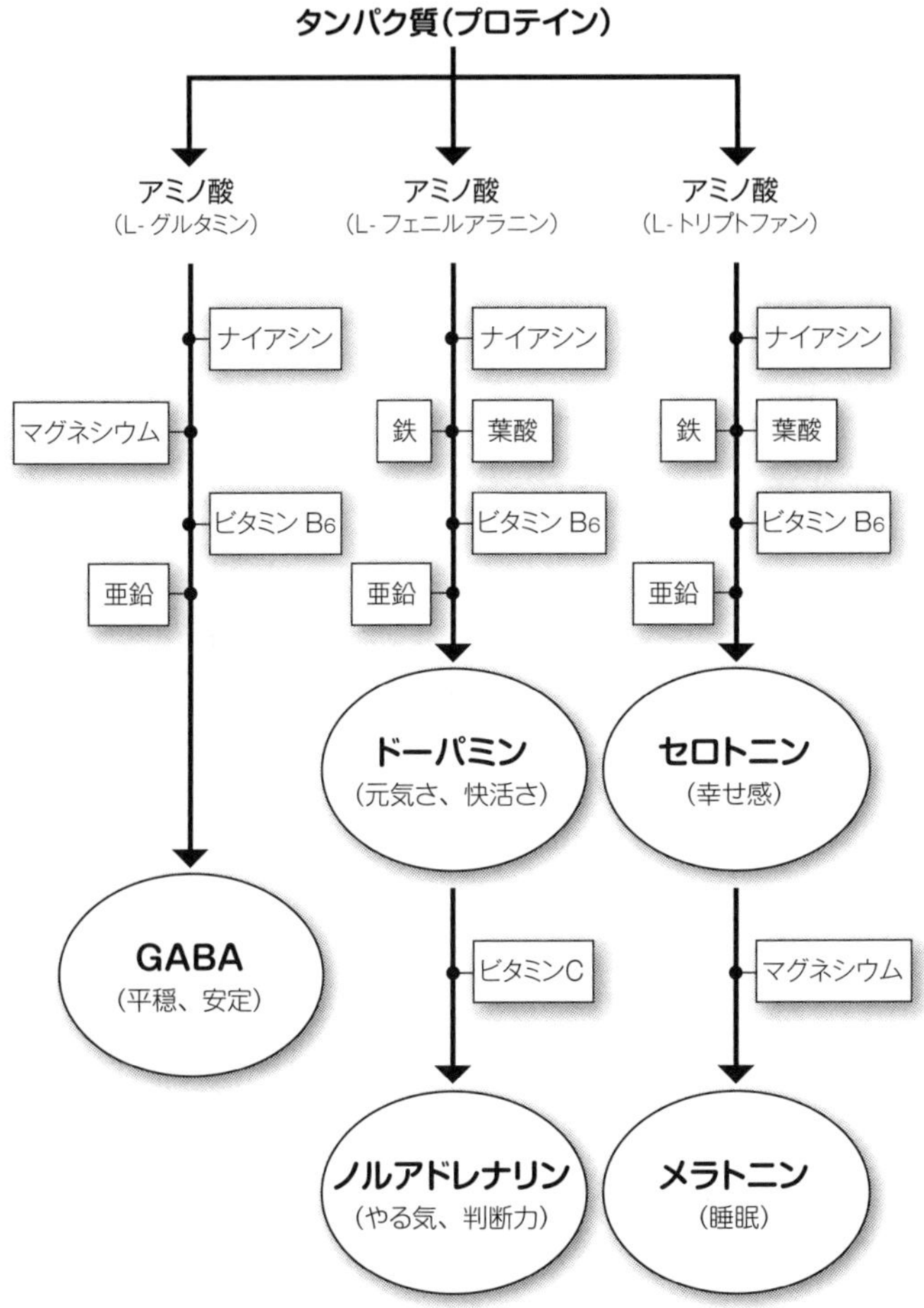

カルシウムが多い。栄養に詳しくなくてもまんべんなく摂れてしまう。

月曜の夕食に鶏、火曜のランチは豚、週末は奮発して牛、という具合に1週間単位で考えて、毎日違う肉を食べれば自然といろいろな肉を食べることができる。それに加えて、魚、卵、豆腐や納豆などの大豆食品（植物性たんぱく質）も組み合わせていけば、あなたのセロトニンはしっかり増えていく。これがバランスよく、ということだ。

豚のしょうが焼き定食に冷や奴、納豆ごはんと焼き魚、ハンバーグと豆腐のみそ汁など、ふだん食べているメニューでいくらでもカバーできる。油っぽいものが苦手な人は、しゃぶしゃぶでもよい。

さらに重要なことは、合成に必要なこれらのビタミンは、腸内細菌によってもつくられるという事実だ。腸は材料を自分で調達して、セロトニンが枯渇しないように頑張ってくれているのだ。

コラム　人類は肉食によって進化した

私たちの腸内にはおよそ500～1000種類の腸内細菌が棲み、その数は約100兆個とも言われ、腸管免疫の働きをしている。腸内細菌は腸管粘膜のバリアとなって病原体をブロックし、病原体が侵入したときは免疫細胞と協力して退治しているのだ。

実は腸内細菌は人を含めた哺乳類だけでなく、鳥類や魚類、爬虫《はちゅう》類、なんと昆虫にもあり、多くの生物の中で生息している。しかしながら、人類がこれほど多種類の腸内細菌を持っているのは、人類が雑食だからだろう。食べ物の種類が多いほど、腸内細菌の種類も多くなるからだ。

なぜこれほどまで、腸内細菌を始めとする腸管免疫が発達したのだろうか。実は人類の進化の過程で、食べものに関する大きなターニングポイントがあったのだ。

まだ猿人だった頃、人類の祖先は草食の食生活を送っていたが、だんだんと狩猟採集をするようになり、動物の肉を食べるようになっていった。火を使う前は当然「生肉」を食べていたわけで、草や木の実に比べるとはるかに雑菌がついており、食べるそばから腐敗菌も増殖したはずだ。多くの雑菌が体内に入り、病気になり命を落とすことを繰り返しながら、それでも雑菌が増殖して病気にならないよう腸内細菌が増え、その結果腸管免疫も発達したと考えられる。

さらに**肉食によって脳も発達した**。猿人のアウストラロピテクスが進化したホモ・ハビリスは、主に肉食獣が食べ散らかした骨を縦に割って骨髄を食べていた。人間の親指は骨髄をすくくって食べるために、今の形に発達したと言われている。

一方、草食に適応したパラントロプスという種は絶滅し、ホモ・ハビリスから進化したホモ・エレクトス（原人）は、私たちの祖先であるホモ・サピエンス（新人）へとさらに進化していった。人類の進化は脳の発達にあってこそだが、もしかすると腸管免疫を獲得できたことも関係しているかもしれない。草食だった種が滅んだように、腸管免疫が発達しなかった種は、何かの感染症が蔓延して滅んだと考えることもできるからだ。

腸内細菌叢が乱れて腸管免疫が低下すると、感染症にかかりやすい、アレルギーになりやすくなるほか、病原体が体内に入って自己免疫疾患を引き起こしたり、さらには炎症が全身に広がって関節炎やうつ病の原因になったりする。腸内環境は本当に大事なのだ。

人類の歴史を振り返ると草食では滅んでしまうため、**腸管免疫をキープするために肉食が理にかなっている。**

またたんぱく質を食べる話かとあきれられそうだが、腸管の免疫細胞を強くするには肉、魚、卵、大豆食品などをしっかり食べること。肉を食べると胃もたれしやすい人は、消化吸収しやすいひき肉がよく、脂肪の少ない赤身の部位をお肉屋さんでひいてもらい、ハンバーグや肉団子で食べると吸収されやすい。

「飽和脂肪酸をたくさんとると動脈硬化になる」のウソ

肉の脂肪と聞くと、カロリーが気になる、太るからと中高年になるほど敬遠する人のほうが多いだろう。しかし肉に含まれる脂肪は飽和脂肪酸といって、生きていくための重要なエネルギー源となる。太ることを気にして全く摂らないほうが、むしろ不健康だ。

その昔、「飽和脂肪酸をたくさん摂ると動脈硬化になるので食べすぎないようにしましょう」と盛んに指導されてきたが、現在は違う。**飽和脂肪酸は心血管障害、つまり動脈硬化のリスクにはならないという研究結果が出て、これまでの常識は覆された。**さらに日本人では飽和脂肪酸が不足すると脳卒中のリスクが上がるという統計データまで出てしまった。

ちなみに最近話題の**ココナッツオイルは、飽和脂肪酸の中の中鎖脂肪酸という種類で、アルツハイマーの予防に役立つ**と言われ、欧米で人気となり日本でも健康を意識する中高年から美容を気にする若い女性にも大人気になっている。次に登場する「**ケトン体回路」を効率よく回す脂肪酸でもある。**

健康についての情報や知識は、常に新しくなっている。過去の情報に縛られず、新しい情報に敏感になることも必要だ。脂肪にも肉の飽和脂肪酸やココナッツオイルのようによい油と、マーガリンなどのトランス脂肪酸の悪い油があることを知っておこう。

私たち人間の体は、髪の毛も皮膚も爪の血液も全て、たんぱく質でできている。ならば**組成が同じ動物性たんぱく質を食べることは、私たちの組成に合っているのだ。**

40歳を過ぎたらケトン体回路にチェンジ

飽和脂肪酸がよいのは、体のエネルギー源として非常に効率がよいからだ。私たちの体は、主に米やパンなどの糖質を肝臓でグリコーゲンとして蓄《たくわ》え、必要に応じてブドウ糖に変換させて、エネルギー源として使っている。これが「解糖系」というエネルギーシステムだ。またたんぱく質も同じく肝臓で、アミノ酸からブドウ糖に変換させてエネルギー源となっている。これは「糖新生」というシステムなのだが、この2つだけではあまり効率がよくない。

糖質を使う解糖系は、一気に燃える瞬間的なエネルギー源のため持続力がない。

100mダッシュのようなもので、短時間で終わる仕事ならまだしも朝から夜までパソコン作業をずっと集中して行うのには向いていない。そのため1日3食食べておやつも食べてエネルギー切れをしないようにするのだが、おにぎり、ラーメン、パスタなど糖質ばかりの食事に、おやつに菓子パンやチョコレートをつまむようでは、一気に燃えてはい、おしまい。しかも繰り返し述べてきたように、糖質ばかりの食生活は心身の健康を脅かすリスクのオンパレード（低血糖、メタボリックシンドローム、糖化）のため、よいことはひとつもない。

たんぱく質を使う糖新生の場合、エネルギーの持続性は悪くない。しかし食べたたんぱく質は、体の基礎をつくる材料となり、ホルモンなどを合成する材料としても有効に使いたいため、エネルギー源のほうに配分が多くなると本来の目的の分が足りなくなってしまう。

そこで利用したいのが、脂肪だ。前述の肉の飽和脂肪酸の出番である。ブドウ糖に変換される糖質とたんぱく質がないとき、脂肪を使うシステムが稼働する。有酸素運動をすると、最初はブドウ糖を使い、20分を過ぎると体の脂肪を燃焼するためダイエットになる、というのはよく知られているが、まさしくこれだ。

その流れは、肝臓で脂肪が脂肪酸となりケトン体という物質に変換される。ケトン体がブドウ糖の代わりにエネルギー源として利用されるのだ。

これが「ケトン体回路」と呼ばれるエネルギーシステムである。

新しいダイエット法のひとつに、**「ケトン体ダイエット」「ケトジェニックスダイエット」**という言葉を聞いたことはないだろうか。理論は同じで、糖質を利用せずに脂肪を燃やすケトン体回路を利用しよう！　というメカニズムにのっており、ヒトの代謝機能からすると糖質に頼るよりもマッチしている。

糖質はすぐ燃えてエネルギー源になり即効性はあるのだが、持続性がないので持ちが悪いと前述した。

一方、脂肪が燃えてできる**ケトン体は、とろ火のようにゆっくり時間をかけて持続できるエネルギー源となるため、長く燃え続けることができて効率がよい。しかも糖質を摂ると起きる血糖値のアップダウン（＝低血糖）もないため、集中力の低下やイライラなどメンタルが不安定になることがない。**

どちらのほうが体の負担にならないのか。それは一目瞭然だろう。

このところアスリートの世界でもケトン体回路は常識となっているようで、某サッカー選手はケトン体回路になるよう食事を変え、そのおかげで集中力が上がり、頭の働きもクリアになったと話していた。またマラソンなど長い時間運動をする選手ほど、補給で糖質を摂るだけでなく、自分の脂肪を燃やしてエネルギー源としながら長い距離を走る。

しかも脂肪は体についているので、いつでもエネルギー源となる。体重50kgで体脂肪率20％の人なら、単純計算で10kgの脂肪が蓄えられており9万kcalにもなる。

ところが糖質の備蓄量を成人男性で計算すると90～150gが肝臓に、100～400gが筋肉内に、血液の中には15～20gほどでそのエネルギー量はおよそ1000～2000kcalだ。つまり脂肪のように10kg＝9万kcalも蓄えられないのだから、いかに脂肪のほうがエネルギー源として効率がよいかわかっていただけると思う。

だからこそ40歳を過ぎたら、ケトン体回路だ。

第1章で男性は解糖系、女性はミトコンドリア系だが、中高年になると男性もミトコンドリア系に変化すると書いたように、年を重ねるほどもう解糖系ではエネルギー回路は回っていかない。より持続性のよいほうへ変換させよう。

繰り返しになるが、大事なことなのでもう一度書きたい。ケトン体回路ならば、メンタルも安定して息切れすることなく、効率よくエネルギーを産生することができる。年を重ねるほど持久力が衰えることには抗えないのだからエネルギーシステムを変えるほうがずっと楽なのだ。

単なる「カロリーオフ」はもう古い

低カロリー食品や、低カロリー料理は相変わらず人気がある。

しかし、「カロリーが低さえすればヘルシーで太らない」という考えは、すでに過去のものだ。サラダや玄米だけを食べてカロリーが低いから健康になれるかといえばそうではない。

なぜなら、私たちの体はたんぱく質を必要としており、そこに多くのビタミンやミネラルのサポートによって体の機能が動いている。サラダや玄米に含まれる栄養素だけでは足りないのだ。「ヘルシー」という言葉をそのまま信じて、自分は健康に気を使っています！という人ほど、かえって不健康になっている。

もちろんカロリーを過剰にオーバーした食生活は不健康なわけで、適正なカロリーにするべきだ。

カロリーを減らすこと（カロリー・リストラクション）がサーチュイン遺伝子（長寿遺伝子）を活性化するというのは医学界の常識になっている。

問題は、そのとき**何を減らしてカロリーオフするか**にある。

以前は肉の脂肪は肥満の元としてカットすべきとされていた。脂肪の多い肉はしゃぶしゃぶにして脂を落とし、脂肪の少ないササミがおすすめと言われていた。しかし前述したように、脂肪は体を守る「潤滑油」だ。

むしろつい手軽に食べている糖質（炭水化物から食物繊維を抜いたもの）に目を向けてみよう。

茶碗に盛った200gのご飯は、あっという間に食べてしまうだろう。つけ麺300gくらい、ランチで食べている量だろう。しかしステーキ200g、300gを毎日、ぺろりと食べることは難しい。ならばカロリーを落としたいときは、**手軽に食べることができて容易にカロリーオーバーさせる糖質を減らすほうが簡単だ。** 200gのご飯を100gに、300gの麺を200gのほうが簡単にカロリーオフできるのだ。

思い返してほしい。菓子パン1個のカロリーは大体500kcalもあり、おやつと残業の小腹用に2個食べたら、すぐに1000kcalを超えてしまう。さあ、減らしたいのは何だろうか。

実際、当院の患者さんで糖質制限を実践したところ、無理なく摂取カロリーを減らすことができた。そのかわり肉や魚、大豆食品のおかずをしっかり食べるので満腹感があり、ただ食べる量を減らす方法とは中身の充実度が違うからだ。

おやつにはヨーグルト、ナッツ、チーズなどを食べているので、空腹を我慢するストレスも少ない。問題は単なるカロリー制限ではダイエットは太刀打ちできず、カロリーオフするのなら何を落とすのかその内容を吟味しなくてはいけないのだ。

さらにカロリー制限を糖質制限に置き換えれば、前に紹介した糖質を摂りすぎることによる多くのリスクを下げることができる。食事の中身に関係なくカロリー制限しても糖質が過剰になっている限り、「糖化」が起きてしまうからだ。

病気になってボケたくないと思うのなら、40歳以降は糖質制限をしてケトン体回路に変えていこう。

かたよった食事では効率よくエネルギー回路を回せない

第1章で「男が無気力になるのはナイアシン不足、女がイライラするのは鉄不足」と書いたように、体のさまざまな機能を適した状態に整えるには、その働きに関わる栄養素が欠かせない。

消耗した分の栄養素を補給しなければ、それぞれの歯車がうまく回らなくなって不調を招いてしまうからだ。

しかもナイアシンや鉄といった栄養素が関わるのは、やる気や気持ちの安定だけではない。男と女のエネルギー回路の解糖系とミトコンドリア系も、そのエネルギー産生のためにはたんぱく質、脂質、糖質の三大栄養素のほか、ナイアシン、鉄、亜鉛、マグネシウム、ビタミンB群など多くの栄養素が要所要所で働くことでエネルギーが産生されている。

つまり**どれかひとつでも足りないと、生産量は100%ではなく、20%減、30%減とどんどん少なくなり、非常に効率が悪くなる。**

たとえるなら、**錆びついた自転車で一生懸命こいでもなかなか進まない状態のようなものだ。**

エネルギーが十分でなければ、本来の力を発揮できずパワーを持続できない。またこれらの栄養不足では、やる気や集中力の脳内ホルモンのノルアドレナリンもドーパミンもつくれないので、ますますパワーダウンすることになる。

私たちは食事からエネルギー回路を回すための、材料となる栄養素を十分摂れているかといえば、そうではない。

カロリーは摂れていても、栄養不足。 肉類を避け、野菜ばかり食べていたり、パンや麺類などの炭水化物中心の食事のせいで、**たんぱく質をはじめ、ナイアシンを含むビタミン類や、鉄や亜鉛などのミネラルが十分に足りていないのだ。**

この飽食の時代に増えている新しいタイプの栄養不足は「新型栄養失調」と呼ばれ、近年問題になっている。詳しくは、別項で紹介したい。

男は亜鉛とナイアシン、女は鉄を摂ろう

●亜鉛とビタミンBは「男の栄養セット」

中高年になって頭の回転と体のキレが鈍くなってきたなと感じたら、ぜひ男性に摂ってほしい「男の栄養セット」がある。

先に挙げたナイアシンをはじめとするビタミンB群と、もう一つは亜鉛だ。

亜鉛はミネラルの一種で、性ホルモンの合成を行い、精子の形成に関係している。別名「セックス・ミネラル」と呼ばれており、男性不妊には亜鉛が必須で亜鉛が足りないと精子の形や動きに問題が起きやすく、また性機能にも関わっている。**年齢とともに性欲や勃起力に不安になってきたら、亜鉛のサポートが役に立つ。**

男の更年期でもあるＬＯＨ症候群（77ページ参照）の改善にも亜鉛がよい。しかもＬＯＨになると糖尿病も合併しやすく、血糖値を下げるインスリンを合成するためにも亜鉛が関わっており、**亜鉛不足がインスリン不足を起こして糖尿病のリスクとなる**からだ。

ほかにも脱毛や薄毛を防いだり、記憶力の低下を改善したりする働きもあるので、**男のアンチエイジングには亜鉛は必須だ。**

亜鉛といえば、私の先輩ドクターが体験した興味深い話がある。

外科医の中野重徳先生は、70代で前立腺がんが見つかった。しかも悪性度が高く進行も早いタイプで、外科医の判断として手術が最善と考えるべき状態だったのだ。しかし彼は手術を選ばなかった。

それは前立腺がんの後遺症に「尿もれ」や「勃起不全」があり、尿もれの不安があると何人も続けて診察することもままならず、しかも男としてのプライドも捨てたくなかったのである。そこでホルモン療法を行ったのだが、前立腺がんは男性ホルモンの影響を抑えることが必須のため男らしさがみるみる消えることに……。彼の楽しみはきれいな女性がいる銀座のクラブでお酒を楽しむことだったのだが、きれいな女性が隣にいてもちっとも楽しくない。店を替えて女性が替わっても、楽しくならない。男性ホルモンの働きを治療で失ってはじめて、その大切さを実感したという。

そこで選択したのが、食事療法だった。がんになって、もしかしたら死ぬかもしれないとなったときでも、失ってから気づくのが男性ホルモンのありがたみなのだろう。

しかも中高年になってテストステロンが低下すると、認知機能の低下にもつながっている。最近、人の名前が覚えられない、固有名詞がなかなか出てこなくて「あれ」「それ」ばかりになる、と感じているのはまさにホルモンの低下が関係している。

通常、日常生活の中の記憶は、大脳辺縁系の一部にある海馬というところで保存されているが、このとき必要なアセチルコリンという神経伝達物質の減少が問題になってくるのだ。

アセチルコリンの分泌はエストロゲンが関係しているのだが、エストロゲンはもともとテストステロンからつくられているので、中高年になってテストステロンが減ればエストロゲンがつくられず、アセチルコリンの分泌も減って、妻に「ほら、あそこで買った、ええと美味しいあれだ。あれを出してくれ」と頼み、キッチンの奥様は「はぁ？」となってしまうのだ。

亜鉛は牡蠣《かき》や肉に多く含まれている。日本の食生活ではなかなか摂りにくいミネラルのためサプリメントも活用することで変化を実感しやすい。

また、これまで会社や家族のために働いてきた中高年男性は、ナイアシンが枯渇していることが多い。**ナイアシンはたらこなどの魚卵やあじ、いわし、さばといった青背魚に多いため意識して食べてほしい。**酒のつまみには一夜干しの魚などがぴったりだ。ちなみにナイアシンも性ホルモンの働きに関係するため、亜鉛とナイアシンは「男の栄養セット」と呼ばせていただいた。

●鉄とマグネシウムもエネルギー回路を回すのに必要不可欠！

そして忘れていけないのは鉄だ。

よく知られる鉄を含む代表食材といえばレバー。しかしレバーは苦手な人が多い食材で、調理も手間がかかる。レバーにこだわらずに**牛肉や貝類、海藻など**をメニューに取り入れていきたい。ポイントとして**鉄は吸収されにくいミネラルのため、吸収率を上げるために、緑黄色野菜やレモンなどビタミンCが豊富な食材と組み合わせるとよい。**ローストビーフやあさりの酒蒸しにレモンを絞って、緑黄色野菜のサラダを添える、という具合だ。食事だけで足りないときは亜鉛と同じく、サプリメントで補うこともＯＫだ。ただしサプリメントを選ぶときは、吸収されやすい「へム鉄」を選ぶこと。

鉄不足に悩まされ続けた女の第二の人生は、鉄で輝く！　と言ってもいい。

もう一つ、忘れてならないのはマグネシウムだ。えっ、マグネシウムって何なの？　とご存じない人も多いだろう。**マグネシウムとは、にがりに含まれているミネラルのこと。今、注目のミネラルだ。**

なぜマグネシウムが重要かというと、エネルギー回路（ＴＣＡサイクル）を回すのにも、脳内ホルモンのセロトニンやドーパミンをつくるのにも、ビタミンや鉄とともに必要だから。

マグネシウムを多く含む食品は、アーモンド、カシューナッツなどのナッツ類のほか、落花生や大豆、あずき、きな粉、木綿豆腐、いんげん、納豆などの豆類、干しひじき、乾燥わかめ、あおのりなどの海藻類、するめ、干しえび、油揚げ、かき、かつお、いわしの丸干し、ごま、ほうれん草など。

また、**マグネシウムは経皮吸収するのでマグネシウム炭酸やにがり入りの入浴剤をお風呂に入れてもいい。**

私も入浴剤はマグネシウム炭酸入りのものを使って温泉気分を味わっている。参考までに商品名を紹介すると、「エプソムソルト」、「きき湯（マグネシウム炭酸湯）」、「にがり温泉」など。

ナトリウムの代わりにマグネシウムが多く入った塩（「まぐねしお」「ぬちまーす」など）を利用するのもおすすめだ。普通の食塩をマグネシウム入りに替えるだけだから、マグネシウムを簡単に摂取できるし、塩分（ナトリウム）制限もできるので一石二鳥なのだ。

「肉は使わないのがヘルシー」「肉を食べると血糖値が上がる」の誤解

●飽食の時代に「栄養失調」の人が増えている理由

最近、3食きちんと食べているのに低栄養の人が増えている。特に中高年に多く、貧しい国のように食べられないのではなく、食べているのにその中身の栄養バランスが足りない「新型栄養失調」と呼ばれている。

特に不足しているのが、肉などのたんぱく質だ。

「年寄りは肉より魚がよい」「粗食のほうが長生きする」「コレステロールや中性脂肪が気になるから肉は控えたほうがいい」……。

よく耳にすることだがこれらは「間違った健康常識」で、肉を避けていたばかりに新型栄養失調と診断される人がとても多い。

低栄養かどうかの指標には血液中の「アルブミン」の量にある。アルブミンはたんぱく質の一種で、血液中の血清たんぱく質の6割を占める。健康診断の血液検査でアルブミン値が基準以下になっていたら、それはたんぱく質不足となる。高齢者であればアルブミン値は4・0g／dℓ以上、理想は4・5g／dℓ以上はほしい。

そもそも肉を食べても健康に影響することはなく、血糖値はほとんど上がらない。血糖値を上げるものは糖質だからだ。またコレステロール値もコレステロールの多い食材を食べたからといって一気に上がることはない。

だから中高年になった今こそ、肉を食べるべきだ。年齢とともに消化吸収が低下して、どうしても脂っこいものが食べにくくなったのなら、しゃぶしゃぶや煮物にする、ひき肉でハンバーグや肉団子にすれば消化吸収しやすくなる。

量としては、1日100gは食べてほしい。これは豚肉のしょうが焼きなら3～4枚程度。この分量を1回で食べられないなら、1日2～3回に分けてもいい。肉と魚が1対1の割合で摂り、これに卵料理がプラスできるとグッドバランスになる。

「肉を食べる人は長生きする」が新常識になりつつある。

実際、患者さんのおばあちゃん、ひいおばあちゃんは肉好きが多い。

「うちのおばあちゃん、90を過ぎているのにすごく元気。ものすごく肉を食べるんです」という声はよく聞く。

魚も大事だが…

また、新型栄養失調にならないためにに、魚もぜひ食べてほしいのだが、肉に比べると魚は割高だ。

余談になるが、イワシやサンマなど庶民の魚がいろいろな事情で高くなっている上、日本人の食卓の魚離れが進んでいるという。これではますます需要と供給のバランスが取れなくなってくる。

魚は肉とは組成が異なるため、肉だけでは摂りきれない栄養素が含まれている。また青背魚に含まれる魚油（ＥＰＡ／ＤＨＡ）も健康に役立つため、もっと身近な食材であってほしいと主婦としても切に願っている。海外で加工・冷凍された魚も手に入るが、魚油も他の脂肪と同様に時間とともに酸化して劣化するため、できるだけ新鮮な魚を手軽に食べられるしくみに期待したい。これは行政へのお願いだ。

コレステロール値は下げすぎてはいけない

●危ないのは、コレステロール値の高さよりも低さ

肉を敬遠する理由に、「コレステロール値が上がるから」と言う人がいるが、前述のとおり間違っている。

体内のコレステロールの8割は肝臓で合成されており、食べたものから合成されるのが2割だ。つまり体内のコレステロールの値が安定するように肝臓が調整しており、食べても即高くなったりはしない。

また**動脈硬化は血管内にコレステロールが詰まって起きるとよく説明されるが、そのコ**

レステロールは酸化したコレステロールであり、肉のコレステロールがそのまま詰まるわけではない。コレステロールは体にとってなくてはならない存在で、ひとつひとつの細胞の膜をやわらかくしたり、性ホルモンをつくる原料となったり、骨を形成するビタミンDの材料にもなるため、悪者扱いされるのは間違いなのだ。

最新の研究ではコレステロール値を下げすぎたほうがリスクになることがわかっており、若干高めのほうが長生きにつながるとされている。コレステロールは高いことばかり指摘されるが、むしろ気にしすぎて低くなるほうが問題だ。新型栄養失調の人は低すぎる人が多い。

たとえば総コレステロール値が160㎎／dℓ以下になると、メンタルが不安定になってうつ病になりやすく、認知症の危険が増すデータが出ている。

特に、感情や知的行動のコントロールのためには脳内ホルモンのセロトニンが欠かせないのはこれまでの通り。このセロトニンの働きにもコレステロールが関係するため、不足すれば情緒不安定になり、メンタルに影響が出やすくなる。

さらに脳出血のリスクになることもわかっている。血管を構成する細胞の膜の25％は、コレステロールでできており、不足すると血管が弱くなって出血しやすくなるためだ。

また血管の細胞膜には、血管内で生じた活性酸素から血管を守る役目もあり、当然弱くなれば、脳の血管以外でも動脈硬化が起きやすくなる。

そしてもう一つ、**がんによる死亡率もコレステロール値が低いほど高くなる。**こんなにあるの？と驚かれるだろうが、低コレステロールと病気の関連については、数々の研究データによって証明されている。

●新常識！　気をつけるべきは、悪玉コレステロール値の高さより「LH比」

よく「LDLコレステロール値が高いとよくない」と聞く。

それは一般的にHDLを「善玉コレステロール」、LDLを「悪玉コレステロール」と呼び、LDLの値が140mg／dℓ以上では動脈硬化を起こしやすくなると考えられていたからだ。

ところが最近の研究では悪玉とされたLDLが140mg／dℓ以下でも動脈硬化を起こす人が少なくないことがわかり、しかも善玉とされるHDLが高い人でも動脈硬化を起こすこともわかってきた。つまりコレステロールに善玉も悪玉もなかったのだ。

そもそもLDLは体の必要な細胞にコレステロールを運んで細胞膜やホルモン合成の材

料を供給している。ＨＤＬは余分な分を回収する役目があり、どちらも重要な働きだ。

ＬＤＬの高さよりも注目したいのは「ＬＨ比」で、ＬＤＬが基準値以下でもＬＨ比が２・０以上は動脈硬化を起こしやすく、２・５以上になると心筋梗塞のリスクが高くなる。ＬＨ比はＬＤＬの値をＨＤＬの値で割った数字で、健康診断の結果からＬＨ比の計算をおすすめする。

そして**高すぎないかチェックしたいのは、中性脂肪の値のほうだ。**食事から得られたエネルギーのうち、余った分は中性脂肪に変換され、皮下脂肪や内臓脂肪として蓄えられる。余りとはいえ脂肪には生命活動や体温の維持、内臓を守るクッションの役割などがあるため不要ではない。

問題なのは、中性脂肪が多くなりすぎると血管障害を起こして動脈硬化の原因になることが最近わかったことだ。

中性脂肪が増えると、酵素が活性化して中性脂肪が小さく分解される。これをｓｄ－ＬＤＬ（スモールデンスＬＤＬ＝小粒子高密度ＬＤＬ）と呼び、小さいために容易に血管内皮に入り込み、プラークを形成して動脈硬化の原因になるのだ。

これまでＬＤＬが悪玉扱いだったが、酸化しない限りリスクにはならず、本当の悪の親

玉＝動脈硬化の黒幕は、中性脂肪が分解されたｓｄ-ＬＤＬだったのだ。中性脂肪の値が高くなるほど冠動脈疾患（心筋梗塞など）の発症リスクが高まる研究結果もある。

中性脂肪が高くなる原因とは何だろうか。肉の食べすぎ？　いいえ、欧米人のように５００ｇものステーキをよく食べるのならまだしも、日本人の場合、手軽にたくさん食べている糖質の余った分が中性脂肪として蓄えられるほうが問題だ。ご飯、麺類、菓子パン、ビールなどの他、ヘルシーなイメージの果物の果糖も食べすぎると中性脂肪へと変換される。ここでも解決策は糖質制限が有効だ。

中性脂肪の値が非常に高い場合は、サプリメントのＥＰＡ／ＤＨＡを試してみるとよい。青背魚の油のＥＰＡ／ＤＨＡは中性脂肪を下げる働きがあり、治療薬としても活用されているほどだ。

さて、ここまで中性脂肪を下げましょうと書いてきたが、かといってあまりに低すぎるのも問題になる。50㎎／dℓ以下では低栄養で、特にたんぱく不足が考えられるのだ。

肉や魚、豆腐などのたんぱく質食品をあまり食べない人、また激しい運動をする人は摂る分より消費するほうが多くなって不足しやすい。しっかりたんぱく質食品を食べて、50㎎／dℓ以上を維持するようにしたい。

「卵」を食べると、ボケない、疲れない、たまご肌に！

私の患者さんに、某有名俳優の方がおり、診察の最初の頃はあまり栄養状態がよくなかった。体形もスリムというよりやせ過ぎだったので、私は肉など動物性たんぱく質をよく食べるようすすめた。するとあるときご本人がこう言い出したのだ。

「卵を毎日食べるようにしたら、台詞の覚えがよくなったんですよ。前とは全然違います」

これは卵のたんぱく質としての働きのおかげ、と言える。卵はよく知られているように"アミノ酸スコア100"で、必須アミノ酸の組成がパーフェクトな食品、しかも調理法もバラエティに富んでいる。生でも食べられるし、ゆで卵、目玉焼き、オムレツ、茶碗蒸し、卵とじ……と毎日食べても飽きないくらいだ。ちなみに**卵の黄身に含まれるレシチンは脳の働きに直接関わる働きがある。**

レシチンは、脳神経細胞伝達物質のアセチルコリンの原料となり、記憶力や学習能力を高める。また脳細胞の神経の束を包む、絶縁体のミエリン鞘《しょう》を形成するのもレシチンの働きだ。ミエリン鞘にはコレステロールも多く含まれる。

レシチンが不足するとミエリン鞘が弱くなり、記憶や会話の情報が漏電のようにもれてしまい話しているそばから「あれ？　何を話そうとしていたんだっけ？」となりかねない。台詞の覚えがよくなったのは、やはり卵のおかげだろう。アレルギーがあるなど、卵を食べられない場合でなければ卵は積極的に食べたい。

以前はコレステロール値が高い人は卵を食べてはいけない、**卵を食べすぎるとコレステロール値が上がると指導されてきたが、この常識もすでに過去のもの。**卵を食べてコレステロール値が上がったというデータは草食動物のウサギで行った実験結果であり、雑食の人間では食べても上がることはない。

そして卵がおすすめなのは、含まれるイオウが大注目の存在だからだ。**イオウは肝臓が解毒を行う際に必要なミネラルのため、手軽に摂れる卵は肝臓を助けてくれる。**

またビタミンAを含むところもポイントが高い。ビタミンAが多い食材といえばレバーなのだが、120ページの鉄のところで書いたように苦手な人が多い。にんじんやかぼちゃには体内でビタミンAに変換されるβ-カロテンとして含まれているが緑黄色野菜で十分摂るのはなかなか難しい。その点卵なら、体が必要としている栄養素が先に述べたように豊富で、しかもビタミンAも摂れるとなれば食べないほうがもったいない！

さらに女性にとって卵がよいのは、イオウがコンドロイチン硫酸という栄養素の原料となり、肌をプルプルにしてくれるのだ。

卵で卵肌はつくられる。

これほど手軽で優秀な卵は、最低1日1個は食べてほしい。コンビニでゆで卵もすぐ手に入るので、たんぱく質補給に小腹用のおやつはゆで卵を！

むやみに油をカットしてはいけない

●知られざる油のすごい働き

「ノンオイル」「油カット」と聞くと、ヘルシーだと思っていないだろうか。

〝油〟は〝塩分〟〝糖分〟とともに「余分三兄弟」などと言われ、何かと嫌われ者だ。ところがドッコイ、油（脂質）は、体になくてはならない栄養素なのだ。〝必須脂肪酸〟という言葉があるくらい、体の働きは、脂質に支えられている。

体脂肪率にすれば約20～30％は脂肪が占め、**脳にいたっては50％が脂質**。なぜこれだけ脂肪が必要かといえば、**体は脂肪をメインエネルギーとして使っている**からだ。

たとえば体重50kg、体脂肪率20％の人の場合、脂肪は10kgだがブドウ糖の貯蓄型であるグリコーゲンは250gしか蓄えられない。これは人が400万年という長い歴史の中で、飢餓に耐えるために、脂肪を蓄えてエネルギーとして使う代謝システムで生きてきたからである。

もちろん糖質も使うが、あくまでも非常用の予備タンクで、脂肪を燃やしてエネルギーにするための種火という役割なのだ。このほかにも、次のような重要な働きがある。

・全身に60兆個ある細胞（最新の情報では37兆個という説もある）の細胞膜の原料になる。
・性ホルモンや生命維持やストレス反応に使われる副腎皮質ホルモンの材料になる。
・記憶を司る脳神経伝達物質のアセチルコリンの材料になり、脳の働きを円滑にする（アルツハイマー病では脳内のアセチルコリンの減少がある）。
・体内の炎症のコントロールをする。

このように体を細胞レベルから元気にしているのが油の働きだ。しかし油なら何でもいいわけではない。実は、**体にとってよい油と悪い油がある。**

●体にとってよい油と悪い油を知っていますか？

結論から言えば、**よい油の代表は、オメガ3系の油。悪い油の代表は、マーガリンやショートニングなどのトランス脂肪酸だ。**

えっ？　マーガリンはダメなの？　と驚かれる方も多いかもしれないが、トランス脂肪酸は心疾患やがんのリスクファクターでもある。海外ではすでに使用禁止されている国もあり、むしろバターのほうがずっと安全なのだ。

脂肪は脂肪酸とグリセリンに分かれ、脂肪酸には飽和脂肪酸と不飽和脂肪酸の2種類がある（図参照）。このうち、多価不飽和脂肪酸にはオメガ3系とオメガ6系があり、**オメガ3系には、α-リノレン酸を多く含むアマニ油、エゴマ油、シソ油、それにEPA、DHAの多い魚油がある。**

私たちが日常摂っている**揚げ油やドレッシング、米や小麦に含まれるリノール酸はオメ**

よい油と悪い油

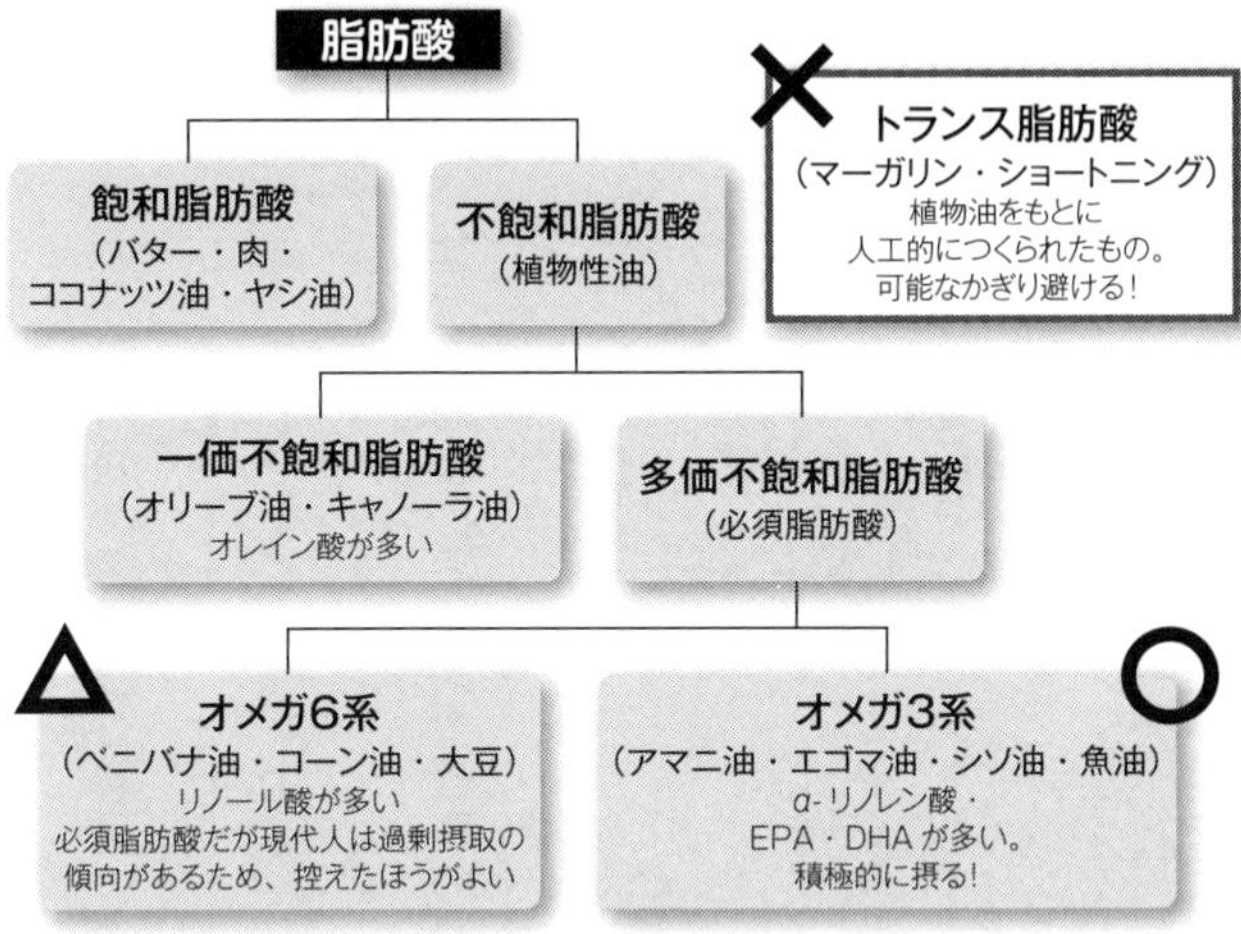

ガ6系で、オメガ6系が多くなりすぎると体内の炎症が進み、アレルギーや動脈硬化のリスクが高まってしまう。

これを抑えるのが最近話題のオメガ3系の油で、海外ではスポーツ選手がいち早く取り入れており、運動によって起きた筋肉や腱、靭帯などの炎症を鎮静化させるために**抗炎症作用のあるオメガ3系を摂取するというのは、常識になってきている**のだ。

魚の油の中でも、特にサバやアジ、イワシ、サンマなどの青魚に豊富に含まれている。ちなみにゴマ油はオメガ6系だが、後述するオレイン酸が含まれるのでリノール酸だけの油よりはずっとよい油と言える。

ただし、**オメガ3系の油は熱に弱く酸化しやすいので、生で摂るのが効果的。**火を通す料理にはオリーブ油が適している。オリーブ油に含まれるオレイン酸は酸化しにくく、ビタミンEやポリフェノールなどの抗酸化物質が豊富で、活性酸素の発生を抑えてくれる。選ぶならもちろん、エクストラバージンオリーブ油、そして同じくオレイン酸の豊富なナッツの油だ。**サラダ油などのオメガ6系の油を使った揚げ物は極力避けてほしい。**

大切なのはむやみに油をカットするのではなく、よい油を体の〝潤滑油〟にすることだ。潤滑油といえば、多価不飽和脂肪酸とコレステロールは細胞膜の原料となり、膜のやわらかさをコントロールしている。

たとえていえば、東京ドームの真ん中でボーッと立っていてもフライはとれないが、ボールの落下地点に走っていけばボールがキャッチできる。同じように細胞膜上に存在する受容体も動かないと栄養素やホルモンをキャッチできない。この受容体の動きのなめらかさを決定するのが多価不飽和脂肪酸とコレステロールの働きで、これを「膜の流動性」と呼んでいる。

つまり、**よい油がないと、細胞膜が固まってボールをキャッチできないのと同じ現象が**

起きるのだ。

腸内環境が整えば夫婦関係も整う

「幸せだな〜、安心するな〜」という感覚はどこからやってくるのか。

ほとんどの人が「心から」と思っているだろうが、実は腸からもたらされるものだ。

〝人の幸せは、腸でつくられている〟という説があり、それは第1章でも触れたとおり、幸せホルモンのセロトニンやドーパミンなどの前駆体は、腸内細菌がつくっているからだ。

つまり幸せな気持ちになるか、不愉快な気持ちになるかは、腸内環境の善し悪しにかかっている。それが腸内細菌のバランスだ。

腸内細菌は通常、善玉菌が2割、悪玉菌が1割、日和見菌が7割の割合で棲んでいる。日和見菌は名前のとおり、長いものに巻かれる性質があって、善玉菌が優勢なら善玉菌になり、悪玉菌が優勢になれば悪玉菌になる。ということは、腸内環境を悪くする食事を続けると、悪玉菌が優位となって悪玉菌がはびこることになる。悪玉菌は幸せホルモンをつくらないだけでなく、腸内環境を荒らす物質をまき散らすため、多くの病気のリスクも招くことになる。

毎日の食生活の中で**「腸のために何を食べて、何を減らすか」**がポイントになる。

心身の健康のために、あれを食べよう、これを食べようと栄養の重要性について書いてきたが、その**栄養を消化吸収するためには腸が元気でなければ始まらない。**食事に気をつかい、サプリメントを補ってもイマイチならば、もう一度、腸の健康を見直してみよう。

またどんなに腸によいものを食べても、一人で淋しく食べていると幸せホルモンは増えない。たとえ相手がいたとしても、嫌々食事をしたり、食卓で小言を言う回数が増えたり、口もきかず目も合わせず食べたりすると腸内細菌のバランスが悪くなるのだ。

腸内にはストレスをキャッチする受容体があるため、楽しく食卓を囲みながら「美味しいね」と会話が弾むことも大切だ。

腸内環境と夫婦関係（または人間関係）を整えることは同時進行で、腸の状態が脳に影響を及ぼすのは、神経だけでなくホルモンの働きも双方で関係している。つまり「腸脳相関」でつながっているのだ。

「腸内環境のためにヨーグルトを食べる」の落とし穴

食べた栄養素を体に取り込むのも、必要な場所に届けるのも腸内環境による。**必要な栄養素があるからこそ、腸内細菌も善玉菌優勢になって環境が整う。意識して腸内細菌が喜ぶものを食べよう。**

腸内環境を整えるものといえば、よく知られているように発酵食品と食物繊維だ。発酵食品には善玉菌を増やす乳酸菌が豊富で、酸をつくって腸内を酸性に保つことで悪玉菌が増えないようにしている。

「腸内環境のために毎朝ヨーグルトを食べているので大丈夫です！」という人も多いだろうが、ヨーグルトさえ食べていれば安心ではない。

乳酸菌にも人それぞれに相性があり、毎朝ヨーグルトを食べているのに便秘がよくならないという場合など、その乳酸菌と相性がマッチしていない可能性や、同じ乳酸菌ばかり摂ることで腸内細菌に偏りが出ていることもある。

腸内細菌のバランスは「腸内フローラ（腸内細菌叢）」とも言われ、色とりどりの花畑のようにさまざまな腸内細菌が共存してこそ機能する。

たとえば同じ乳酸菌＝赤い花の多い花畑ではなく、黄色も白もピンクの花も咲くように多種類の乳酸菌をはじめとする腸内細菌を取り込むようにしたい。

そのためには**ヨーグルトもいろいろな種類を食べながら、乳酸菌を含むヨーグルト以外の食品も組み合わせていこう。みそ、チーズ、漬け物、塩麹などがある。**

食物繊維は便秘改善に役立つだけでなく、腸内細菌を増やして腸内環境を整える働きがある。

ちなみに、**「食物繊維は乳酸菌のエサ」という従来の常識は間違い。**これまで「食物繊維を摂れば乳酸菌が増える」といわれていたが、長年腸内細菌の研究をしている辨野義己《べんのよしみ》先生によると、食物繊維をエサにするのは酪酸菌（腸内細菌の一種で、乳酸菌やビフィズス菌とともに腸内フローラを形成している）だけ。酪酸菌が増えた結果、乳酸菌やビフィズス菌が増えるということらしい。

さらにもう一つ、食物繊維の大切な働きは、腸内細菌が食物繊維を消化する際、健康維持に大切な役割を果たしている短鎖脂肪酸をつくることだ。

短鎖脂肪酸は酸性成分なので、腸内環境を弱酸性に保ってくれる。弱酸性の中では悪玉菌の出す酵素が抑えられるので、腐敗物質ができにくくなり腸内がきれいになる。また弱酸性下ではカルシウムやマグネシウムなどのミネラルが吸収されやすくなり、栄養素の利用効率がよくなる。

さらに短鎖脂肪酸は大腸粘膜上皮細胞のエネルギー源として利用されていて、生活習慣病の予防にも役立っている。つまり、食物繊維をとって腸内環境が整うと、がんや肥満、糖尿病などを防ぐことができるのだ。

食物繊維は葉ものの野菜、根菜類、海藻類、きのこ類などいろいろな食材から摂りたい。特に動物性たんぱく質を食べるときは、その倍量を摂ってほしい。

このように腸内環境を整える食事を夫婦で摂っていれば、夫婦共に健康になり、腸内細菌が幸せホルモンをつくってくれるため、身体も心も軽くなってくる。

その結果、些細なことで小言を言うことも少なくなり、相手の行動にイラッとしても「ま、いいかと受け流すことができるようになる。腸内細菌がお互いの絆を深めてくれるのだ。

肉の倍量が目安！
腸内フローラにいい「野菜」の食べ方

腸内環境を整えるために食物繊維、つまり野菜を食べましょう、というのは今や当たり前のことだが、野菜を食べる理由は他にもある。

これまで、食事のアドバイスで肉食をおすすめしており、野菜は肉の倍量食べてほしいと先に書いたのは、肉ばかりに偏って野菜不足になると悪玉菌を増やしてしまうからだ。

余分なコレステロールなどを野菜の食物繊維がからめとって便として出しているため、お掃除役としても腸内環境を維持している。肉も野菜も大事なのだ。

また野菜にはビタミンCが多くて含まれている。**ビタミンCには腸の蠕動《ぜんどう》運動を促進する作用**があり、不足すると食物繊維不足も重なって便秘の原因のひとつとなる。

私自身が長年実践している糖質制限は、今やブームとなっているが、糖質制限は肉や魚さえ食べていればいい、という食事療法ではない。糖質を控えて、たんぱく質と脂質と野菜をバランスよく食べるものだ。

原始時代、まだ火をおこす前は生肉を食べていたわけで、生肉にはビタミンCが含まれているため自然と摂取できていただろう。しかし火を使うことを学び、安全や味のバリエーションが増えた分、加熱に弱いビタミンCは肉だけでは摂りきれず、別のところから補う必要が出てきたのだ。

ビタミンCは加熱に弱いため、サラダなど生で食べられる素材はそのままで、煮たり炒めたりするときは、煮汁に溶け出たビタミンCまで残さず食べたい。**具だくさんの味噌汁、豚汁など**ぴったりだ。

温野菜などは、ゆでるより**レンジ加熱にするとビタミンCが残る**ので、メニューによって調理法を使い分けてビタミンCを無駄にしないようにしよう。

また**じゃが芋、さつま芋、山芋などの芋類に含まれるビタミンCは加熱に強い性質がある。**気になることといえば芋類は糖質が多いので、ステーキの付け合わせをじゃがバターにするなら、ご飯は少なめか食べないように調整するとよい。

さらに、ビタミンCはストレスに対抗するビタミンでもある。現代社会はストレスを減らそうと思っても、ストレスのほうからやってくるほどだ。ストレスを感じると副腎でビタミンCが大量に消費されるため、体のビタミンCはどんどん少なくなってしまう。

ストレスから便秘が続くという人、特に女性に多いが、これはストレスがビタミンCを消費するために便秘になりやすい、という構図が考えられなくもない。

さらに、**腸粘膜を強くするビタミンAを含むうなぎ、レバー、緑黄色野菜、腸内環境を整える発酵食品と食物繊維を食べること。そうすれば、腸内環境が整い、強い腸粘膜を維持できる。**

コラム 子供がピーマン嫌いでも大丈夫

子供は野菜が嫌いだ。にんじん、ピーマンは当たり前、きのこもキャベツも食べないし、喜んで食べるのはフライドポテトくらいのようだ。

しかし気にしないでいい。子供が野菜を食べないのは、体が野菜を求めていないのだ。にんじんやピーマンなど野菜に含まれるえぐみや色素のポリフェノールは抗酸化作用があり、酸化ストレスから体を守るために必要となる。大人がせっせと緑黄色野菜や香りの強い野菜を食べるのは、年とともに体の抗酸化作用が落ちているために野菜で補う必要があり、体が求めているのだ。

しかし子供は抗酸化作用が体内に十分あり、わざわざ野菜を食べなくても酸化ストレスには負けないシステムがまだまだ元気いっぱいなのだ。

たとえば年を重ねるほど日焼けあとやシミが残りやすくなるが、子供は夏休みに海で日焼けしても、あっという間にきれいになっている。これが子供の抗酸化作用の凄さだ。

だから苦いピーマンを食べなくても、無理強いすることはない。時期がくれば、体のために野菜も大事なことがわかって食べるようになる。食べさせるなら、使い古されたアイデアかもしれないが、ハンバーグや肉団子に小さく刻んで混ぜ込んでしまおう。

私も自分の子育てを振り返ると、子供たちは野菜は食べてくれなかったけれど、納豆や豆腐は好んで食べてくれたことを思い出す。大豆食品は植物性たんぱく質で食物繊維も豊富なので、ピーマンやにんじんは嫌いでも、納豆や豆腐で食物繊維を補えていたのだろう、と思える。

子供は野菜だけで大きくなるのではない。成長に必要なのは十分なエネルギーを補給できるカロリーのあるたんぱく質のおかずとご飯だ。これさえ食べていれば、そうそう心配しなくてもよい。

腸にカビ⁉ 甘いものをやめられないのは、あなたのせいではなかった

これを食べたら太るとわかっていても、血糖値が高めと言われてもつい手が出てしまう甘いものの誘惑。これはあなたの意志が弱いわけでも、根性が足りないせいでもない。なぜなら腸内であなたの意志に関係なく、甘いものを欲している〝奴ら〟がいるのだ。

それがカンジダというカビの一種。

腸にカビが生えるの⁉　と思うだろう。これまで食べてきた糖質過剰の食生活が腸内をカビだらけにさせ、今もカンジダは糖質をエサにしてどんどん腸内で増殖している。つまり、腸内環境を悪くするカンジダが自分たちの領土を増やすために、

「もっと甘いものを食べて！　食べて！　お腹すいた‼」

と大合唱していて、脳は罪悪感を覚えながらも甘いものをつい食べてしまうことになる。

ストレス発散、頑張った自分へのご褒美、少しくらいなら……と脳は言い訳をうま～く考えて、食べる行動に移してしまう。そう、**脳が腸に操られている**のだ。

事実、**腸の中のカビ（カンジダ）を除去すると、人格が変わる。**

当院で「カンジダクレンジング」のサプリメントを処方して、カンジダ除菌の治療をした女性患者さんは、「頭痛がなくなった」「落ち込まなくなった」「気持ちが安定した」「イライラしなくなった」「物事に対する興味・関心が出てきた」と報告してくれた。

そして、何よりも「甘いものが食べたくなくなった」「お菓子を見ても我慢できるようになった」「甘いものを食べたときの罪悪感が消えた」と心と身体の変化を証言している。

腸にカビがいないだけで、脳が変化したと言えるだろう。腸が変わると脳が変わる。まさに「腸脳相関」だ。

腸の中のカビが全身の免疫系を壊す恐怖

●腸壁バリアを荒らす「リーキーガット症候群」とは

腸にカンジダが増殖すると、腸内環境が悪くなって幸せホルモンが減ることがわかった。

そしてカンジダが原因のひとつとなる症候群として、最近注目されているのが**リーキーガット症候群（LGS）**である。

LGSは腸粘膜がカンジダに荒らされて薄くなり、網目（ガット）が広がってしまうため腸粘膜のバリア機能が低下し、消化吸収、毒素の排泄《はいせつ》、免疫といった腸の大切な機能が損なわれてしまう状態だ。

腸粘膜に隙間があると、本来は入ってこない異物がスルーしてしまい、あちこちで異物の刺激で炎症が起きる。**炎症は腸内だけにとどまらず、血液にのって関節に行き着くと関節炎に、甲状腺に行き着けば甲状腺の疾患に、脳にまで届くとうつ病の原因になることがわかっている。**

腸からあちこちに炎症が飛び火して全身に影響を与えるため、いかに炎症を飛び火させないように腸を健康にするかという話題が、ついに消化器内科のドクターの間でも取り上げられるようになった。私にとっても大歓迎だ。

もともとカンジダは腸内の常在菌で、腸内環境が整っていれば悪さはしない。しかしカンジダは甘いものが大好き。スイーツや菓子パン、ジュースや砂糖入りの清涼飲料水を摂り続けると、その糖分をエサにカンジダがどんどん増殖して、腸粘膜が弱くなり次第に薄くなってしまうのだ。

原因は砂糖のほか、グルテンなど

カンジダの増殖原因は甘いもの以外にもある。

・**鎮痛剤や抗生物質の常用、タバコや酒、カフェインなど刺激物のとりすぎ。**これらは腸粘膜に炎症を起こし、粘膜が薄くなる。また抗生物質の服用によって善玉菌が死んだり、一時的に免疫力が低下したりすることでカンジダが急激に増えることもある。

・ストレスが続くと腸内細菌のバランスが乱れ、カンジダが増殖しやすくなる。またカンジダが増えると、次のような有害作用が起きるため、たかがカビぐらいで？　と軽視すると本当に痛い目に合いかねない。

・**エネルギー回路（TCAサイクル）をストップさせる。**

・増殖したカンジダから腸粘膜の表面を分解する酵素をつくって腸粘膜を荒らす。

・免疫系の機能に対して毒性のある物質をつくるため、カンジダが増えると免疫力が低下してさらにカンジダが増えるという悪循環に陥る。

・ヒトの分子と似た構造を持つため、自己免疫疾患の原因になる。

・カンジダの細胞壁のたんぱく質がグルテンに似ているため、グルテン（小麦）アレルギーを持っていなくてもグルテンアレルギーを引き起こす。

グルテンはゾヌリンというたんぱく質を使って腸の網目（タイトジャンクション）を破壊する。

ＬＧＳは急に起きるのではなく、次のようなプロセスで体調が悪くなっていく。

腸から必要な栄養素が吸収できないので、疲労感や頭痛、気分障害、下痢、腹痛などが続く。そして薄くなった腸粘膜は、網目の広がったザルのような状態のため、未消化のたんぱく質が通り抜け、遅延型食物アレルギーも起きやすくなる。

異物も容易に体内に入りやすくなり、それを攻撃するために抗体が形成されて関節炎などの自己免疫疾患につながるリスクが増えていく。

また栄養素の吸収が悪くなるのとは反対に、糖質だけ広がった網目を通り抜けるように急速に吸収されて、血糖値の乱高下が起きる。このため低血糖が起きて、イライラや落ち込みなど気分が不安定になりやすい。

影響はまだ終わらない。

ＬＧＳは腸からの栄養吸収を阻害するだけでなく、栄養素を運ぶたんぱく質を傷つけることがわかっているため、特にミネラル不足になりやすく、中高年ではマグネシウム不足から不整脈や高血圧の原因になることもある。

心臓に起きた原因を探っていくと、心臓そのものよりも腸の問題に行き着くこともあり、まさに原因は腸からはじまっていた！　というわけだ。

そして怖いのは、**弱く薄くなった腸では大事な働きである解毒作用も低下すること。**すると、毒素が腸粘膜をスルーして門脈から肝臓に入り、解毒の最後の砦《とりで》となる肝臓の負担が増え、肝臓で解毒しきれなかった毒素が全身をまわり、あちこちで炎症を起こす火種となっていく。

次に挙げるＬＧＳの目安となるチェックテストで当てはまる項目があれば、あなたは限りなく危ない。


〈ＬＧＳのチェックテスト〉

「生活習慣について」

□ストレスがある

□タバコを吸う
□酒をよく飲む
□コーヒーや栄養ドリンクなどをよく飲む
□鎮痛剤や抗生物質を常用している
□スイーツや清涼飲料水など砂糖をよくとる
□パンやパスタ・うどん・ラーメンなどのめん類が大好き

［体調について］
□下痢、腹痛、消化不良、腹部膨満感がある
□頭痛、めまい、耳鳴りが起きやすい
□うつ症状、情緒不安定がある
□倦怠感や集中力の低下を感じる
□鼻水や鼻づまりが起きやすい（気管支喘息《ぜんそく》である）
□〈女性の場合〉月経痛やＰＭＳ（月経前症候群）がある
□筋肉痛や関節痛、しびれが起きる

□湿疹やにきび、アトピー性皮膚炎がある
□微熱、口内炎、むくみがとれない
□不整脈がある

「カンジダ除菌」のために、食べないほうがいいもの

ＬＧＳの解決には、食事と生活習慣の改善にある。

カンジダ除菌は通常3～6か月行うが、**最初の2か月はしっかりと食事療法をしたほうが除菌は早くすむ。**

まず第一に必要なのは、糖質制限であることは容易にわかるだろう。**糖質はカンジダのエサである。**

一番に避けたいのは、**小麦と砂糖**。パンの原料の小麦にはグルテンが含まれている。グルテンは、グルテオモルフィンという麻薬物質をつくって依存性を形成する。そうなると、**脳はグルテンなしではいられなくなる。**

ラーメンやうどんが大好きで、大盛り無料に笑顔になる男性たち、そして朝食にパン、昼食はサンドイッチで、おやつに甘いドーナツに目がない女性たち、これはグルテン依存だ。

砂糖をまぶして油で揚げてあるドーナツなど、もってのほか。パスタ、ピザ、ラーメン、うどん、そうめん、お好み焼き、たこ焼き、チヂミなど、グルテン食品は、はっきり言っておいしいものばかりだが、要注意。よーく考えてから食べてほしい。

おかずのグルテンにも注意してほしい。唐揚げ、ぎょうざ、フライの衣、カレーやシチュー、ハンバーグや肉団子などなど。

「じゃあ、主食に何を食べたらいいの?」という声が聞こえてきそうだが、十割そばや胚芽米、発芽玄米、グルテンフリーの雑穀米など。たとえば、白米に小麦の入っていない十穀米(十六穀米)の素を混ぜて炊くだけでもOKだ。

甘いものは、砂糖の多いケーキなどのスイーツや缶ジュース、ファストフード系のほか、果糖の多い果物も、ほどほどに。

比較的果糖が少ない果物は、柑橘《かんきつ》類、いちご、キウイなどだ。乳酸菌のためにヨーグルトを食べるなら無糖を選び、甘みが欲しいときは天然甘味料のエリスリトールやステビアをセレクトしよう。

ほかにも、ハム、ソーセージ、ベーコンなど、**加工食品には、意外と糖質が入っている。**焼き鳥や焼き肉のたれ、ドレッシング、ケチャップ、ソースなど、たれ・ソースは控えめに。


第二に注意したいのは**酵母**だ。酵母はカビの一種のため、腸内のカビを増やす肥料の役目をして、どんどんカンジダを増やしてしまう。攻められた城（＝腸）に、さらに敵の援軍が到着して自軍が絶体絶命状態になるようなものだ。

なかでも、糖質とダブルパンチなのがパン、ビール。

第三に、鎮痛剤や抗生剤、タバコ・酒・カフェインの常用は避けること。


ただしカンジダの除菌はなかなか難しい。検査で腸内にカンジダがいることがわかった場合、当院では「カンジダクレンジング」のサプリメントを処方して、腸をきれいにする治療法を行っている。カビだらけの浴室にプロのお掃除屋さんがやってきて、ピカピカにしてくれるようなものだ。およそ2~3か月で、腸内環境が整って甘いものへの欲求を感じなくなってくる。

実際に、このカンジダ除菌を実践した患者さんは、甘いものを食べなくなり、やせてくる。

意外に知らないビタミンDのすごい効果

サプリメントや栄養ドリンクの成分として、ビタミンCやB_1、B_2などの名前はご存じかと思う。だがビタミンD（非活性型）については「骨によい」「日光に当たると増える?」などは知られていても、その幅広い作用についてはあまり知られていない。しかし今、ビタミンDは注目の的だ。

なぜならビタミンDには全身に受容体が存在しており、骨以外にも働くことがわかってきたからだ。逆に考えると、いろいろな作用があるからこそ不足するとさまざまな病気の原因になるともいえる。

体内の血中濃度としてビタミンD（25(OH)Vt D3）は30ng／mℓ以上必要とされており、30ng／mℓ以下では免疫力の低下やアレルギーが起こりやすくなり、インフルエンザや花粉

症にかかりやすくなる。さらに腰痛、関節痛、うつ病、糖尿病、自己免疫疾患などのリスクも上がるというのだから驚きだ。20ng／mℓ以下では大腸がんの発病が75％増加するといわれており、いかに大切な栄養素であるかわかる。

なぜこれほど重要な働きを持っているかといえば、ビタミンDは脂溶性ビタミンで、水溶性のビタミンCやB群がたんぱく質などの他の栄養素とセットで働くのと異なり、単独で主役となって働くことができるからだ。

その働きをたとえるなら、顔パスで社長と面会ができるため大きな仕事を成せる人、というイメージだ。

またビタミンDにはホルモン様作用があることもわかっており、細胞の中心部である核に直接入り込んで、遺伝子の発現に作用する。ビタミンDの活性化で数百の遺伝子の発現をコントロールすると言われており、免疫力アップ、アレルギー抑制、がんの予防、骨の強化など体のいろいろな部分を正常な状態へと導く働きが期待できる。

そしてステロイドホルモンと似た働きをする構造式を持っているため、不足した部分にダイレクトに働きかけることができる。そのためビタミンDやビタミンAの脂溶性ビタミンや性ホルモン、コルチコイド（副腎皮質ホルモン）など受容体が核内にあるものは「スーパーファミリー」と呼ばれている。つまり体内のどこにでも入って作用ができる「超VIP」というわけだ。

そんなによいのなら摂りたい！　と思うのは当然だが、その前に自分の体内にビタミンDがどれだけあるか、血液検査で調べることを勧めたい。日本人はビタミンD濃度が低い傾向にあるため、数値を知ることで病気のリスクの予測につながるからだ。ただビタミンDの検査は自費となり、受けられる医療機関が限られている（つい最近、一部の疾患では保険適用が認められるようになった）。通いやすい医療機関で「25-OHビタミンD_3」という血中濃度検査を行っているか調べることから始めてみよう。

ビタミンDは不足しやすい栄養素だが、食事から補うこともできる。おすすめ食材は**焼き鮭、うなぎの蒲焼き、さば水煮缶、きくらげ、卵、干ししいたけ**など。朝食に焼き鮭と生卵という定番メニューがぴったりだ。

次にまとめたチェックテストを行ってみて、当てはまる項目があればおすすめ食材を食事に取り入れてみよう。

ビタミンDは日に当たると皮膚で合成されるため、一日中オフィスにこもりっきり、自宅でダラダラ過ごしていないでランチは外で、買い物ついでに散歩をするなど日を浴びてみよう。1日10～15分でよいので、顔はしっかり紫外線対策をしても手足を出して日の光を浴び、体内のビタミンDを増やしていきたい。

またビタミンDそのものが小腸粘膜上皮の絨毛《じゅうもう》を増やし、さらに腸粘膜の網目（タイトジャンクション）を強化する働きがある。

したがって、ビタミンDが十分にあると腸内環境も整うことがわかった。反対にビタミンD不足になると、前述のリーキーガットを悪化させる元にもなる。

〈ビタミンDチェックテスト〉

該当する項目にチェックがある人はビタミンD不足が疑われる。

□1年のうち何回も風邪をひく
□花粉症がある
□最近筋力が衰えてきた
□血糖コントロールがよくない
□骨粗しょう症を指摘されている

□最近、気分が落ち込むことがある
□傷の治りが遅い

なかなか抜けない疲れ「副腎疲労」にもビタミンD

患者さんが、「なかなか疲れがとれない」と訴えているとき、私はビタミンD不足を疑うことがある。疲労感の原因のひとつに、ブドウ糖のエネルギー代謝の効率が悪いために燃費の悪くなっていることがある。エネルギー効率を上げるにはビタミンDの働きが役立つからだ。

また最近増えている**副腎疲労症候群にも、ビタミンDの役立つことがしばしばある。**

副腎疲労症候群は、ストレスをコントロールしている副腎という臓器の働きが疲弊して起きる症状で、強いストレスが続いた結果、副腎の働きがオーバーワークとなり、朝起きられない、気力が出ない、風邪をひきやすい、午前中は元気が出ないといった症状が続く。

うつ病と重なる部分が多く、うつ病治療のアプローチでは改善がみられない場合、ビタミンDをサプリメントで補充することで元気になることがある。いろいろ試行錯誤しながら治療を行っているが、ビタミンDの働きには驚かされる。

私も診療をしながら疲れてくると、ビタミンDのサプリメントを飲む。すると、急にシャキッとして頭がクリアになり、診療が進む。即効性のあるところもうれしい。

話は変わるが、先に前立腺がんの治療で、手術も放射線もホルモン療法も選ばず、食事によって地道に改善した中野先生のエピソードに触れたが、その食事療法に活躍したのがなんと！　ビタミンDだ。

ビタミンDには細胞が正しく分化するように働きかける作用があり、逆を言えば不足すると正しく分化されずに突然変異をして異質な細胞が生まれてしまう。この異質な細胞が放置されて増えていくと、がん化する可能性が高くなるのだ。

そんな不安定なときこそ、ビタミンDが必要になる。細胞が変性する前に正しい細胞分裂の流れに戻るよう誘導してくれるのだ。まるでちょっとグレてヤンキーになったけれど、暴力団に入る前に、つまり、がんになる前に更生するよう導いてくれる教師（金八先生？）のようなものだ。

ビタミンDの働きはビタミンというよりは、その性質からホルモンのような存在といってもいいだろう。

ロコモ予防から血糖値ダウンまで！ビタミンDの耳よりな最新研究情報

最近では国内外でビタミンDの働きが注目され、研究が進んでいる。以下は海外の文献などで報告された有意義な最新情報によるもので、ぜひ参考にしていただきたい。

・筋肉を強くする

イギリスの研究によると、ビタミンDを十分に摂っていた妊婦から生まれた赤ちゃんは、握力が強いことがわかっている。握力が強い人は脳卒中などのリスクが低くなることが知られており、生まれる前から好影響を与えると言える。また高齢になってもビタミンDを摂取することで、筋肉が増えることもわかっており、ロコモティブシンドロームの前段階のサルコペニア（筋肉減弱症）の予防にも多いに役立つことが期待できる。

・うつ病のリスクを減らす

アメリカの研究で、ビタミンDが不足している女性は、うつ症状が増加するというデータが出た。うつ病にはさまざまな要因があるが、そのひとつとしてビタミンD不足があり、特に冬季うつ病においてはその傾向が強く、ビタミンDの投与が改善に役立つと言われている。

・喘息の治療にも役立つ

ワシントン大学の研究では、アメリカ在住の軽〜中度の喘息患者408名全員がビタミンD不足という結果に。そしてこれを2つのグループに分け、一方がビタミンDのサプリメントを服用したところ、吸入ステロイド薬の使用量を有意に減らすことができた。

・高血圧のリスクが減る

ビタミンD不足によって高血圧を招くメカニズムが、オーストラリアの研究により解明された。ビタミンD不足が続くと血管が硬くなり、しなやかさが失われて血行が悪くなるため、結果血圧が高くなり、心筋梗塞などのリスクが高まる。ビタミンDの血中濃度が十分な人ほど、血管年齢が若く健康と言える。また悪玉コレステロールを下げ、逆に善玉コレステロールを高く、中性脂肪を低く調整する働きもわかってきた。

・糖尿病のリスクを軽減

ビタミンＤの血中濃度が高いほど血糖値も２型糖尿病の発症率も低く、またインスリンの働きもよい（インスリン抵抗性が低い）ことがわかった。ビタミンＤにはブドウ糖の利用効率を高める作用があり、糖尿病のリスクが下がると思われる。また糖尿病には血管障害という重い合併症があるが、これもビタミンＤの摂取が血管の硬さを改善するため、リスク減につながる。

・がんの予防、治療にもビタミンＤ

アメリカの研究によると、前立腺がんのリスクのある男性のビタミンＤ不足が続くと、がんが進行しやすいというデータがある。またビタミンＤの血中濃度の高い乳がん患者は低い患者に比べて、生存率が２倍も高くなる。これはビタミンＤの細胞増殖抑制効果が、がん細胞の成長を抑えたためと推測されている。

・アルツハイマーのリスクを低減

アメリカの調査では、ビタミンＤの血中濃度が低いとアルツハイマーを含む認知症の発症率が高いことがわかった。発症リスクはビタミンＤ濃度が50ｎ㏖／ℓ以下で著しく増加する。

・血糖値を安定させる

糖質を摂りすぎると急激に血糖値が上がり、内臓脂肪が増える、メンタルが不安定になるなど起きるが、ビタミンDの血中濃度が高いとインスリンの分泌を節約できる。

血糖値が上がる前にウォーキングなどの運動をするとグルット4というたんぱく質を運ぶ輸送体が出てきてインスリンを介さずに代謝されるため、血糖値の乱高下から低血糖という不調を防ぐことができるのだが、グルット4を出すにはアミノ酸のロイシンの働きが関係することが知られていた。

最近になって、ビタミンDがロイシンと同じ働きをすることが解明された。先述のビタミンDがブドウ糖の利用効率を上げるというのも、グルット4と関係しているかもしれない。

非定型抗精神薬の副作用として、しばしば高血糖がみられる。京都大学のラットを用いた研究では、**ビタミンDを服用すると、この高血糖が防げる**という結果が出た。精神疾患のある患者さんには朗報だ。

日本人は、ビタミンDの合成能力が低いと言われているため、適度な日光浴と食事やサプリメントから十分濃度を上げておきたい。

肝臓に負担をかけるのは、お酒だけじゃない

「肝臓をいたわりましょう」と聞くと、お酒をたくさん飲む人の話と思うかもしれないが、下戸《げこ》の人も決して無関係ではない。あまり知られていないが、私たちが元気でいられるのは肝臓の解毒作用のおかげであり、肝臓の働きの低下は場合によっては命に関わることもあるからだ。

重要なのにもかかわらず、肝臓は〝沈黙の臓器〟。無理をして負担がかかっても、不調を自覚しにくい特徴がある。気がついたときには……とならないよう、肝臓の働きについて改めておさらいしておきたい。

主に肝臓の働きには次の3つがある。

①体に必要な栄養素は腸から吸収されて門脈を通り、肝臓に入ってたんぱく質、脂質、糖

質が合成されてエネルギーとなり、余った分は蓄えられる。栄養を製造し仕分けして発送し、備蓄もする工場のような役割がある。

②お酒や添加物、薬品、大気汚染などから体に取り込まれる不純物の解毒を行う。

③胆汁をつくり脂肪の吸収を助け、老廃物や余分なコレステロールを排泄する。

ところが肝臓の働きは年齢とともに低下し、**飲酒のほかにも、添加物の多い加工食品に偏った食生活などが続くと、どんどん疲弊してしまう。**中高年の肝臓はもう息切れを起こしているかもしれないのだ。

また③の解毒は肝臓の働きとセットで、腸内環境が整っているかどうかも重要な鍵を握っている。解毒の働きは次の3段階のプロセスを経て行われており、**最終的に腸内環境が整っていないと解毒がスムーズに進まない**からだ。

体に影響を及ぼす不純物、アルコールや添加物などのほとんどは脂溶性で、体内に溶け込むのでやっかいだ。それを排せつするには水溶性にする必要があり、まず第1段階ではビタミンB群やBCAA（分岐鎖アミノ酸）などの栄養素が水溶性寄りの中間代謝物に分解する。

第2段階では、さらに中和して水溶性にするためにグルタチオン、含硫アミノ酸などが重要な働きをする。含硫アミノ酸といえば、そう！　前に紹介した卵のイオウ成分だ。

そして最後の第3段階では、尿や便として体の外へ排せつされる。

しかしせっかく排せつできる形にしたのに、便秘だったらどうなるだろうか？　便に含まれる毒素が再吸収されて、また一から解毒することになる。また腸内で悪玉菌が増加すると、胆汁酸が悪玉菌の影響で変化し、毒性の強い二次胆汁酸に変化してしまう。これは大腸がんの誘発因子となるので、その意味でも腸内環境を整えることは重要なのだ。

もし解毒できなかったら？　解毒しきれなかった毒素の一部は、脳にまで影響を及ぼして、脳に炎症を起こし、うつ病をはじめとするさまざまな精神疾患の原因のひとつになることがわかってきた。こうした肝臓と脳の関連は**「肝脳相関」**と呼ばれている。

肝臓の働きと腸内環境はセットなので、スムーズな解毒には必要な栄養素を摂ることと、便をためないように腸内環境を整えることがポイントだ。

特に**イオウを含む含硫アミノ酸が重要なため、動物性たんぱく質を摂ること。**合わせて**腸内環境を整える発酵食品、食物繊維（野菜、きのこ類、海藻、大豆製品）**も忘れずに。反対に糖質の摂りすぎは腸内にカンジダというカビが増え、悪玉菌も増えるので毒素の原因になる。

もしかすると肝臓養生食も、たんぱく質をしっかり摂って糖質を控えめにすること？
そこに気づいた読者のみなさんは素晴らしい。

肝臓の解毒機能が体を守っている

肝臓は私たちが生きるために、どれだけ静かに働いてくれているかご理解いただけたと思う。

休んでも疲れがとれない、健康食品やサプリメントで栄養を補っているのにエネルギーが出ない……、そんなときはこれまで肝臓に負担をかけてきたツケが回り、どこかで肝臓の働きがストップしてエネルギー不足になっている可能性大だ。

エネルギーを産生するのは細胞内のミトコンドリアという組織。ここでＴＣＡサイクルという回路がビタミンやミネラル、酵素の働きで歯車のように回ってエネルギーを産生している。

ところが、重金属のような不純物が蓄積していると、歯車に小石が挟まるように重金属が引っかかり、スムーズに回らなくなってエネルギー産生ができなくなってしまう。また重金属という有害ミネラルがあると、体に必要な必須ミネラルの輸送障害が起き、体に吸収されなくなることもわかっている。これがサプリメントの効果を下げるため、重金属は速やかに排泄しなくてはいけないのだ。

重金属がいかに健康を脅かすかは、日々患者さんと向き合う中で感じており、栄養療法や休息などさまざまな治療で改善されないときは、その背景に重金属、または腸にカビや酵母菌が増殖していることがしばしばある。

主な重金属は以下のとおりだ。

・食品添加物、医薬品、歯磨き粉、制汗剤などに含まれるアルミニウム。
・たばこ、排ガスに含まれるカドミウム。
・マグロ、カツオ、フカヒレなどの大型魚に含まれる水銀。
・古い水道管に使われている鉛。
・現在は使用されていないが、以前歯科治療に使われていたアマルガム。

これらの影響のうち、たばこなら禁煙をする、アマルガムを使っていたなら除去するなどできるが、排ガスや食事、医薬品からのものを完全に取り除くことはできない。むしろ肝臓を元気にして、取り込んでもスムーズに解毒できる体にすることが大切になってくる。

ちなみに日本人はお寿司が大好きなので、水銀が蓄積しやすい傾向がある。海外の基準では、マグロやカツオを食べるなら週2回までとなっているので、目安にしてほしい。

肝臓を元気にするおすすめの栄養素は、

・タウリンには肝機能を高める作用がある。**カキ、アサリ、魚の血合い、ホタテ**などに含まれる。

・ビタミンC、ビタミンA（β-カロテン）、クルクミンなどの抗酸化作用のあるものは肝臓の解毒の働きをサポートする。**緑黄色野菜をカレー粉（ウコン）で風味づける**などがおすすめ（カレールウは小麦粉と糖分が多いため、カレー粉がよい）。

・肝臓でつくられる「メタロチオネイン」という金属結合性のたんぱく質は、肝臓で亜鉛を貯蔵する働きがあり、水銀や鉛の解毒に必須。特に**亜鉛を含む魚介類**など動物性たんぱく質を摂りたい。

〈肝臓の疲労度チェックテスト〉

当てはまる項目が多いほど、肝臓が疲れている。

□検診で肝障害を指摘された
□毎日お酒を飲む
□よく二日酔いになる
□常用している薬がある
□胆石ができたことがある
□野菜不足を感じている
□たばこを吸っている
□なかなか疲れがとれない
□朝早く、目が覚める
□ストレスが多い
□脂っぽい食事やご飯、麺類が好き
□脂肪の多い食べ物は胃もたれする

「腸が喜ぶメニュー」で家族は幸せに

なごやかで美味しい食卓は、食べる人を幸せにする。美味しい食事は脳内にドーパミンが出て快楽を覚え、ドーパミンが出るとセロトニンの分泌も促されて幸せな気分になれるからだ。しかも腸内細菌はそれをしっかり感じ取っている。

昔から「男を落とすなら胃袋をつかめ」と言われているが、もしかすると**「男を落とすなら腸をつかめ」**かもしれない。さらに言えば、腸内細菌が喜ぶ食事をすると腸も脳も喜んで、幸せになれるという図式が成り立つ。

実は腸そのものが舌と同じように味を感じる臓器で、腸内細菌が美味しいと感じるとセロトニンやドーパミンなどの前駆体の合成が高まり、脳も同じように幸せいっぱいになれるという。

となると、いつも適当な食事で済ませていると腸内細菌が「食事がまずい！」と感じて、楽しくない、面白くないといったネガティブな感情ばかりになる。そんな夫婦の食卓では結婚生活の長さに関係なく「なんでこの人と結婚したのだろう？」と〝離婚の危機〟のきっかけになりかねない。

腸内環境を善くも悪くもするのは、食事内容にかかっている。夫婦で同じものを食べていれば腸内フローラは似通ってくるため、腸内細菌の相性がよければ気持ちの部分も寄り添えるだろう。

たとえケンカをして相手と口もききたくないときでも、一緒に美味しい食事をすると食べながら気持ちも落ち着いてきて（ドーパミンやセロトニンが出ているから）、「まあ、今回は仲直りしておこうかな」と、お互いに態度が軟化することにもなる。

「食べる」という行為は、人間の持つ三大欲求のひとつだ。性欲もあるが、なくても生きていける。だが食べないわけにはいかないのだ。

もうホルモンの目くらまし効果もない中高年以降は、食卓で夫婦の絆を深めること。そのとき何を食べるかは、もうおわかりだと思う。

腸内細菌が喜ぶメニューに限る。

第4章

男が衰えない、女が老けない生き方

処方箋② 生活習慣編

下半身の筋肉を鍛えてアンチエイジング

40代を過ぎた頃から、筋肉は年に1％の割合で減っていく。1年に1％の減少ということは、10年で10％の減少、20年で20％の減少という単純計算が成り立つため、70歳になる頃には20代の約2/3の筋肉量まで落ちることになる。

筋肉は運動という刺激によって増えるものなので、使わなければ目減りする一方だ。通勤で歩くくらいで運動をしていない人ならば、筋肉量は今も減っている。

筋肉は体を動かすことはもちろんのこと、生きていくためのエネルギーを産生する工場だ。筋肉が減るということは工場縮小を意味しており、体を動かすエネルギーを十分産生できないため、ちょっと動いただけで疲れやすくなってくる。そして筋肉量が減ると、最近よく耳にする「ロコモティブシンドローム」の前段階にあたる「サルコペニア（筋肉減弱症）」のリスクがグンと上がる。

では体にある筋肉はどこが多いのだろうか。

それは下半身（太もも）であり、下半身の衰えは老化に直結している。

筋肉はいくつになっても減らないように増やすことができる。アンチエイジングの鍵のひとつは筋トレだ。

おすすめの運動はスクワット

下半身に筋肉が多く存在しているのだから、下半身の筋トレが手っ取り早い。ムキムキになる必要はないので、体の中で大きな面積を占める下半身の筋肉を集中して鍛えるほうが、効率もよい。

スクワットと聞くと、ひざを曲げる屈伸運動と思われるだろうが、スクワットの姿勢は案外難しい。**スクワットはひざを曲げるのではなく、腰を落として太ももとおしりの筋肉に負荷をかけることがポイント**になる。おしりで床を押すようなつもりで腰を落とすように行う。自己流で行うと膝を痛めやすいため注意したい。

また**スクワットは、中高年の女性が衰えやすい骨盤底筋を鍛えることもできる。**出産によってゆるんだ骨盤底筋の筋力がさらに低下すると、年とともに尿もれの悩みとして表れやすいため、スクワットはとてもよい。行うときはお腹と肛門を引き締めると骨盤底筋に刺激が伝わる。同時に腹筋も鍛えられるため、気になる三段腹対策にもなってくれる。

男は脚から、女は膝から衰える

〝健康寿命〟という言葉を、耳にしたことはないだろうか。これは支援や介護の必要がなく、健康な状態で日常生活が送れる期間をさす。しかし、平均寿命との差は男性で約9年、女性は約13年もあり、いかに自立して健康でいられるかが今、問題になっている。

健康寿命を左右するもの、そのひとつが足腰の健康だ。介護が必要になった一番の原因は「運動機能障害」という調査結果があり、それが最近話題になっている「ロコモティブシンドローム（以下、ロコモ）」のことだからだ。

ロコモとは筋肉、骨、関節などが衰えてひざや腰が悪くなり、将来歩けなくなる状態のこと。ロコモはある日突然なるわけではない。運動器が衰える過程で、「サルコペニア」という状態が起きることをぜひ知っていただきたい。「サルコ」は筋肉、「ペニア」は減少というギリシャ語が語源で、「筋肉減弱症」とも呼ばれる。この症状は25〜30歳から少しずつ始まり、放置しておくと当然ロコモや骨粗しょう症の原因となり、寝たきりになるリスクが高まるため、若ければ安心とは決していえない。

サルコペニアの主な原因は体を動かさないことにある。筋肉は動かさないとその機能が鈍くなり、次第に筋肉が減っていくからだ。また年齢とともに筋たんぱく質の合成能力や成長ホルモンの分泌も低下し、若いときのように筋肉の材料となる動物性たんぱく質を十分食べられなくなるため、材料不足にもなりがち。したがって中高年になるほど、たんぱく質が必要になるのだ。

このほか、高齢になると呼吸循環器系の衰えから、ちょっと動くだけで息切れをして長く歩いたり、運動したりすることが億劫になる。すると、しんどいから動かない↓筋肉量が減る↓余計に動けなくなる、という悪循環に陥ることになる。

怖いのは動けなくなるだけでうつ病のリスクが高まること。寝たきり状態は脳の機能や気力が低下し、認知機能の衰えにもつながっていく。いつも歩いている道で転倒して骨折したことをきっかけに寝たきりになることも少なくないのだ。

なかでも女性はもともと筋肉量が少ないため、サルコペニアが進みやすい。更年期以降はエストロゲンの低下から骨粗しょう症も進みやすい。エストロゲンはひざの軟骨成分のコラーゲンやヒアルロン酸合成にも関わるため、特にひざから衰えやすい。ちなみに男性は中高年以降になると、家ではソファに座って動かなくなるため、動かなければ筋肉量が減って脚から衰える傾向がある。

しかし、筋肉は鍛えることで減らす速度をゆるやかにして増やすこともできる。筋肉が増えればサルコペニアのリスクが減って、ロコモティブシンドロームまで進まないですむだろう。筋肉を鍛えれば関節や骨の機能低下の防止になり、筋ポンプの作用で関節まで栄養が届くことによって、なめらかな関節の維持につながる。

そして大切なのが第3章のとおり、運動だけでなく**筋肉の材料となる、動物性たんぱく質をしっかり食べる**こと。年齢とともに動物性たんぱく質の消化吸収能力は低下するため、吸収されやすいアミノ酸のサプリメントで補うこともひとつの方法になる。

合わせて摂りたい栄養素はビタミンDだ。筋肉を合成するスイッチを入れる役割をしているため、意識して摂るようにしよう。

脳トレよりもウォーキング

認知症予防に脳トレが流行ったことを覚えている方も多いだろうが、実は脳トレで脳機能が活性化してもそれほど効果は上がらず、別のトレーニングとの有意差は出なかったそうだ。むしろ認知症予防をするのなら、運動がよい。

運動で筋肉が収縮すると、ＢＤＮＦ（脳由来神経栄養因子）という、脳を元気にする肥料のような物質が盛んに分泌される。ＢＤＮＦが分泌されると、脳機能を向上させたり認知症を予防したりする効果が期待できるとされている。

定期的に運動を続けると、体脂肪が燃焼してケトン体が増え、ケトン体が脳の細胞に直接働きかけてＢＤＮＦを増やして認知機能を改善させることがわかっている。さらに、有酸素運動で脳の血液の流れがよくなり、脳機能の衰えを食い止めることができる。

認知症の予防に運動がよいと勧めているのは、こんなからくりがあったのだ。

信州大学の能勢博氏が提唱する**「インターバル速歩」**も効果的だ。これはウォーキングで早足とゆっくり歩きを組み合わせて、ややきついと感じる運動を続けると体力向上や生活習慣病や関節痛の予防、うつ病の改善に役立つことがデータとして示されている。

私も運動習慣を続けるためにトレーナーについてトレーニングを行っており、筋力の大切さを日々実感している。

運動する時間がないとボヤいている方々、運動は毎日決まった時間に長々とやる必要はない。

「60代の人が週に2回、20分間の有酸素運動をすると、海馬の記憶領域が拡大するという研究結果がある」

「週に2回、40分の運動を続けるだけで骨粗《こつそ》しょう症が予防できる」

と、アメリカのアンチエイジングの権威、クリスティアン・ノースロップ先生は言っている。

歯のケアで消化力アップ、免疫アップ

体にとって必要なもの——それは酸素と水、そして栄養素だ——は、すべて鼻と口から入る。

栄養素の入り口は口だ。だから入り口がダメになると、そこから下はすべてダメになる。これまでさんざん腸が大事！　と言い続けてきたが、実はその前に「口腔ケア」をしないと腸内環境はよくならない。

食べ物は消化吸収されてはじめて、体で利用される。

食べ物は口から入るので当然、**歯で噛むことが消化の第一歩となる。**しっかり噛めることから消化が始まるため、歯が悪いといくら気をつけて食べても、せっかくの栄養素も十分に吸収できない。

少し専門的な話になるが、口腔内には脂質と糖質の消化酵素があり、噛むことで唾液と一緒に分泌されて消化を助けている。口腔内にたんぱく質の消化酵素はないが、肉や魚などを歯で細かく噛みちぎることで、胃や腸で消化しやすくなる。つまり健康な歯があって

こそ、健康な体が成り立つ。

よく高齢者の歯が抜けたりして噛む力が弱まり、消化管の働きが衰えてドミノ倒しのように体力が低下していくが、まさしく歯の不健康がきっかけになっている。

歯が弱くなる原因のほとんどは虫歯と歯周病で、歯周病は全身の疾患に関わるとてもおそろしい病気だ。歯周病菌が歯茎の血管から入り込み、脳からつま先まで全身にその毒素をまき散らして炎症を起こすからだ。

実は18歳までは歯周病リスクは低く、18歳以降から増えるという。中高年の病気と思ったら大間違いで、大学生の頃から歯周病は始まっているのだ。


歯周病から始まる代表的な病気のリスクは次のとおりだ。
・歯周病菌の影響で血管内にプラークが形成しやすくなり、動脈硬化を起こして脳梗塞や心筋梗塞を起こしやすくなる。
・歯周病菌の毒素によってインスリン抵抗性が高まり、血糖値が高くなりやすく、メタボリックシンドロームが起きやすい。したがって歯周病になると糖尿病が悪化し、さらに糖尿病の人は歯周病になりやすいという悪循環が起きる。

・骨粗しょう症になると歯周病が進行しやすく、骨だけでなく歯を支える歯槽骨がもろくなる。
・関節炎の原因となる感染は、その多くが口腔内の歯周病菌によって起きやすい。
・妊婦が歯周病になると、早産や低体重児出産のリスクが高まる。
・飲み込んだ歯周病菌は食道↓胃↓腸と落ちていき、腸に炎症を起こして腸内環境を悪化させる。腸粘膜のバリア機能が弱まるため、毒素や病原菌の侵入を容易にする。
・歯周病菌の感染で脳の神経細胞にも炎症が及ぶと、うつ病につながっていく。

実は私が理事を務める福岡の姫野病院では、高齢の入院患者さんの口腔内ケアをしたところ、食欲が高まり、体力がついて退院が早まるという成果を上げた。一方で東日本大震災のときに十分に歯磨きができなかった被災者の間では、肺炎やインフルエンザが増えたことが報告されている。

きちんと歯磨きをして歯が20本以上ある人に比べて、歯がほとんどない入れ歯未使用の人では**認知症のリスクが1・9倍**異なるというデータもある。また、**歯が20本以上残っている人とほとんど残っていない人とで、年間の総医療が約18万円も違う**（「残存歯数・歯周炎の程度と医科診療費との関連」平成17年香川県における調査結果より)。

みなさん、歯のケアはしているだろうか? 職場でランチのあとに歯磨きをしているだろうか? 毎日の歯磨きはブラッシングだけでなく、デンタルフロスや歯間ブラシを使って、歯垢をためないようにしよう。また痛くなくても年に2~3回は歯科医で歯のクリーニングをして、歯茎を腫らすことがないようにしたい。

歯磨き効果にはおまけがあり、**歯茎を刺激すると覚醒ホルモンの「オレキシン」が分泌されて、シャキッとする。**午後の仕事のやる気アップにもランチ後の歯磨きはおすすめといえる。もちろん私も歯磨きをしており、デンタルフロスも欠かさない。

口腔フローラ(口腔細菌叢)が改善すると腸内フローラ(腸内細菌叢)が改善するが、実はその逆もあるのだ。腸内環境を整えると口腔内の細菌バランスも整うことがわかっている。

腸内の乳酸菌が増えると口腔内の乳酸菌も増え、病原菌を減らすため発酵食品や食物繊維が豊富な食品で、つねに腸内環境を整えたい。

「舌の体操」のすすめ

睡眠時無呼吸症候群のリスクについては第3章でまとめたので、ここでは軽度の症状の対処法について自分でできる方法をお話ししたい。

まず肥満が原因の場合、身長に合った適正な体重（BMI値）に戻すこと。世の中には多くのダイエット法があるが、おすすめは前述の食事をケトン体回路にシフトするように糖質制限を行い、手軽に始められる運動や筋トレを加えるとよい。

体形が原因ではない場合、舌の体操がとてもよい。舌の筋肉が衰えると、舌根が落ちて気道を狭くなり睡眠時無呼吸症候群になりやすくなるためだ。

舌の筋力低下は、他の不調も招くことをご存じだろうか？

まず一つは、舌が衰えると下顎を支えることが不安定になり、下顎がゆらゆらと揺れることに。これがめまいを引き起こすことがある。

二つ目に、高齢者に増えている誤嚥《ごえん》性肺炎にも舌が関係している。口の中で咀嚼《そしゃく》した食べ物は舌の動きで喉から食道へと送っているが、舌の力が低下すると間違って喉のほうに入ってしまう。これが誤嚥の原因となりやすい。

舌の体操は、口を閉じて頬の内側や唇の内側を押すように舌を動かしてみよう。時計回り、反時計回りと交互に口の中で舌をぐるりと回すだけだ。

実はこれ、私のトレーナーに**「ほうれい線が目立たなくなりますよ」**と、教えてもらったもの。美容と健康の両方のアンチエイジングにつながるのではと、密かに期待している。

また舌の力が弱くなりやすいのは、私たちが日本語を話すこととも無関係ではない。日本語は舌を使って発音することが少ない。英語のthの発音（mouth と mouseの違い）や、RとLの発音が苦手なのも舌をあまり使わないからともいえる。

そこで舌の体操としてもうひとつ、みらいクリニック院長今井一彰氏考案の**「あいうべ体操」**をおすすめしたい。

「あー」と口を大きく開く、「いー」と口を大きく横に広げる、「うー」と口を強く前に突き出す、「べー」と舌を突き出して下に伸ばす。この4つの動作を繰り返す。

この体操は舌を鍛えられるだけでなく、中年以降弱くなりやすい**口輪筋のトレーニングにもなる**ため、一石二鳥だ。口輪筋が弱くなると、口呼吸になっていびきの原因になりやすい。

ちなみにこの体操をした小学校で、口呼吸が減り、インフルエンザが減ったという今井氏のデータもあり、免疫力アップにもひと役かっているようだ。

口呼吸は鼻呼吸と違ってダイレクトに空気がのどに入ってくる。そのため細菌やウイルスがのどについて感染しやすくなるので、ぜひ口呼吸を改善し鼻呼吸にかえてほしい。

重度の睡眠時無呼吸症候群は専門医の治療が必要となるが、軽度のケースと予防法として〝舌トレ〟を習慣にしてみよう。

睡眠は心と体の復活剤である

睡眠時無呼吸症候群と睡眠障害はセットで起きやすいと書いたように、最近不眠を訴える人は多く、日本人の約4割が不眠に悩んでいる。

増えている原因のひとつに、前にも触れた「ブルーライト」の光刺激が密接に関係している。寝る直前まで**スマホやパソコンを使うようになったことで、ブルーライトが睡眠ホルモンのメラトニンを抑制し、寝付きの悪さや中途覚醒を招いているのだ。**

また眠る時間が遅くなったり、睡眠時間が不足したりすると体は交感神経優位のままでいつまでも緊張状態が続くことになる。交感神経の緊張が続くと身体機能が低下して、疲れやすい、集中力の低下などが起きて、場合によってはうつ病の原因にもなる。

私たちが眠っている時間というのは、消耗したエネルギーの充電、使い果たしたホルモンの合成など、心身を復活させるための時間だ。

たとえばスマホを1日使ったあと充電を忘れたら、翌日使うときにはバッテリーがもたない。私たちの体も減った分はちゃんと充電しないともたないのだ。

健康のためには、「7~8時間睡眠をとろう」と言われるが、あまり時間にこだわらなくてもよい。早く寝ないと！　と焦るほうが眠りの質を悪くするため、長さよりも毎日、大体同じ時間帯に布団に入って、就寝リズムを整えるほうが安定する。

また最近の研究では、成長ホルモンを分泌させるために時間帯はあまり関係ない、と言われている。以前は夜10時~午前2時までが成長ホルモンのゴールデンタイムと言われていたが、この時間帯しか分泌されないわけではなかったのだ。大事なのは**眠ってからはじめの3時間ほどの間に成長ホルモンの分泌が高まるため、寝付きがよくなるように**以下のような工夫をしてみよう。

・寝る前は（2時間前くらいからだんだんと）スマホやパソコン、テレビの電源を早めに切って、ブルーライトの刺激を避ける。
・ぬるめのお風呂でゆっくり温まる、音楽を聞くなど交感神経の緊張をリラックスモードの副交感神経にスイッチさせる。
・朝目覚めたときに、太陽の光を浴びると夜にメラトニンが分泌されやすくなるため、よい光刺激のリズムをつくる。
食事や運動などの健康習慣を実践するとき、最後に忘れてはいけない大事なピースは〝質のよい睡眠〟となる。

ついでに言えば、腸内環境を整えるためにも、睡眠は重要である。なぜならば、腸内細菌はストレスをキャッチする受容体があり、睡眠不足からストレスが増えると腸内細菌のバランスが崩れて悪玉菌が増えるからだ。
悪玉菌が増えると、セロトニン合成、ひいてはメラトニン合成が悪くなるので、ますます眠れなくなるという悪循環に陥る。

まさに、睡眠は心と体の復活剤なのだ。

孤独な老後は短命になりやすい

定年後はこれをやろう！　と計画があり、人や社会とのつながりを持ち続けることは寿命にも関わっている。

海外のデータによると**「つながり」があることが、寿命によい影響を与える要因として第1位**になっており、たばこを吸わないこと、お酒を飲みすぎないこと、運動することよりも影響力が大きいことがわかった。つまりたった一人でウォーキングするよりは、夫婦でウォーキングのほうが長生きできるというわけだ。卓球もゲートボールも一人ではできないし、山歩きも何人かグループで出かけると楽しいはずだ。

ところが男性は会社以外でのつながりをつくることが苦手だ。定年後、夫婦でのんびり海外旅行を楽しむ人も多いと思うが、女性は他のグループの奥様と食事の席などでわりとおしゃべりがはずみ、すぐ仲良くなれる。一方男性のほうは、打ち解けるまでに時間がかかり、場合によっては会話することなく軽く挨拶する程度で帰国する。

これは女性がつながりを持ちたい共感脳のため、本能的に仲良くしたほうが安心できる行動パターンを持っているのに対し、男性はどちらが社会的に上なのか、競争心と警戒心を持ちやすいからだ。目的があれば、もちろん男性だって仲良くなれる。高校野球のチームメイトが一生の友になるように、目的に向かってまとまることはできるのだが、何の目的もなく今日知り合った人とおしゃべりをはずませることは苦手なのだ。

したがって会社では仕事という目的があったからつながっていたけれど、その枠組みがなくなると男性は孤立しやすい。しかも孤独でいることをよしとする傾向もあり、むしろ俺のテリトリーに入らないでほしいという雰囲気になってしまう。老人ホームなどでも、女性はグループ作業で集まりやすいが、一人で過ごしているのは男性だ。ホルモンの性差から女性より男性のほうが短命と言われているが、人や社会とのつながりを持てるかどうかの差もあるのだろう。

中高年になったら、定年を迎える前に人や地域社会と関わる環境づくりをしておこう。定年後にも何かの仕事があるなら、それが生き甲斐になる。自治体ごとにシニア世代が子育て世代をサポートしたり、街の美化や安全の仕事を担当する有償ボランティアなどもあるため、自分の地域で行われている制度を調べておくとよい。

1日の中に1時間、あるいは1週間のうち1日でも決まった予定があれば、それを基準に朝は何時に起きて準備をする、終わったら買い物をして帰る、何曜日は何をするなど、時間を「構造化」できる。朝起きたあと「今日も何もやることがないなぁ、何をしようか」と虚しくならないためにも、自分と社会をつなぐ絆が切れないように、特に男性は人とのつながりを大事にしたい。

中高年夫婦は「この距離感」がちょうどいい

中高年の夫婦になるほど「付かず離れず」の距離感をキープしながら、お互いに相手には干渉せず、期待度は半分くらいのほどほどの信頼関係がちょうどいいと私は思っている。

男と女では〝これ以上は入ってほしくない〟〝これだけはやってほしくない〟という線引きが微妙にずれていて、おそらく今までそのずれが原因で衝突したことが何度もあるはずだ。男は自分のペースを乱されるのが嫌なので、出かけるときに準備に時間のかかる妻を車でずっと待ちたくない、女は自分の時間がなくなるのが嫌なので、楽しみにしているドラマを見ているときはリビングには入ってこないでほしい、というラインがある。

これからは家で過ごす時間が長くなるのだから、それぞれのテリトリーを何となくつくっておいて、必要なときは相談したり、一緒に出かけたりすればいいと思う。

この離れているときもあるけれど、近づくときもあるという絶妙なバランスが重要で、腸内細菌を近づけるためには一緒に食事をとり、お互いの趣味の時間は干渉しないという「暗黙のルール」がちょうどいいのだ。

次に紹介するのはアメリカの文化人類学者であるエドワード・T・ホールの名著『かくれた次元』において、人間の親密さはその距離に表れると提唱した4つの距離感の定義だ。

・密接距離（15～45㎝）
恋人同士や新婚夫婦など、極めて近しいもの同士の距離。

・個人距離（45～120㎝）
親しい友人同士、気心の知れた仲間同士で手をつないだり、肩を組んだりできるくらいの距離。

・社会的距離（120～360㎝）

会社の人間関係や仕事上の付き合いでとる距離。喫茶店のテーブルなど、このくらい離すと安心できるパーソナルスペースを確保できるとされている。
・公衆距離（360cm以上）
他人同士がとる距離で、何かあってもすぐ逃げられるよう離れていたいという感覚から生じる。

この距離感の4つのパターンのうち、公衆距離以外で使い分けると中高年夫婦が酸欠にならずに、腸内細菌がお互いのテリトリーを守りながら生活できるのではないだろうか。それぞれが趣味を楽しむときは「社会的距離」くらい離れて、ちょっとふれ合いたいときは「密接距離」で肩をもんでもらい、出かけるときは「個人距離」で並んで歩く。そのほうが、腸内環境、快適な関係を長くキープしていける。

コラム セックスレスはオキシトシンで解決

犬好きな人であれば、つぶらな瞳に見つめられるとストレスも吹き飛んでしまうと感じているのではないだろうか。実はこれ、あるホルモンの働きが作用している。それが「オキシトシン」だ。

その昔オキシトシンといえば、出産や授乳、母性に関係するホルモンという考え方が一般的だったが、女性のみではなく、実は**男性にもオキシトシンは分泌されている。**

見つめられたり、触れ合ったりすることで分泌されて安心感や癒しを感じるため、別名「愛着ホルモン」とも呼ばれ、可愛がっている犬や好ましい相手と見つめ合うと幸せな気分になるのだ。残念なことに気分屋の猫はあまり見つめないため、犬のほうが分泌されやすく、ペットロスは圧倒的に犬が多い。猫派には少々寂しい限りだ。

最近、海外や日本でもオキシトシンについて研究が進み、愛着だけでなく多くの作用が解明され、人間が生きていくためにはなくてはならないことがわかってきた。

まず第一に、これまでご紹介してきた様々な脳内ホルモンの働きがオキシトシンを介して作用するということ。たとえば抗うつ作用があるセロトニンという脳内ホルモンは、オキシトシンを放出して癒し効果をもたらし、快感をもたらすドーパミンも同時にオキシトシンも増やすことで、ハッピーな気持ちが増幅されているのだ。

このように情動に関係するほか、傷の治癒が早くなる（ドーパミンと関係する）、筋肉の緊張が減る（GABAと関係する）など、さまざまな脳内ホルモンの影響を受けたり、また与えたりしてオキシトシンが働いている。

第二に、オキシトシンが分泌されると、日常生活ではこんなメリットがある。

愛着や癒し、ハッピー気分の効果があるので、相手に対して優しい気持ちになって気遣いができるようになる。社交的になり積極性も高まるため、学習能力や記憶力アップにもつながるという嬉しいおまけ付き。仕事ならチームワークがよくなり、信頼関係も深まっていく。夫婦や友人であれば、同じように親密度や愛情がぐっと強くなるはず。新入社員の気持ちがいまいちつかめない、夫婦関係がギクシャクしている、そんなときこそオキシトシン効果を活用するときだ。

最初に書いたように、オキシトシンは見つめ合うことやスキンシップなどで分泌が促されるため、相手の目を見てにこやかに話す、お礼と合わせて握手を交わすなど意識するだけでもよく、パートナー同士なら軽いボディタッチも○《マル》だ。むしろ中高年になるとセックスレスからオキシトシンの分泌が減少するため、話すときはお互いに目を見る、何かお願いするときは、軽く肩に触れるなどオキシトシンアップを狙いたい。

栄養素の中でオキシトシンを分泌させるのは糖質でもたんぱく質でもなく、なんと〝脂肪〟。

ということは、取引先との食事会やデートのディナーは霜降りのステーキなどがおすすめだ。

久しぶりに夫婦で食事をするなら、断然お肉を食べよう！　目を合わせながら会話をして美味しいお肉を食べれば、満足感が得られるだけでなく、さっきのケンカもどうでもよくなる。そして、商談もデートも成功の可能性大だ。

今はそれなりに元気な夫婦でも、年とともに何かの支えがないと歩くのも大変となるかもしれない。そんなときはお互いに支え合って歩いていきたい。そっと手がふれ合うとき、オキシトシンが分泌されている。

一緒にいつ食べるかで腸が変わり、脳も変わる

すれ違う心と体をつなぐもの、それは食卓にある。

腸内細菌が喜ぶものを一緒に食べれば、幸せホルモンが増えて楽しい時間が過ごせるし、腸内環境が整えば最終的には脳の機能も整う。これまでお話ししてきたとおりだ。

体も心も食べたものの栄養素で成り立っており、食事内容や習慣を変えるだけで元気になったり、心が穏やかになったりすることはすでにわかっていただけたと思う。

何を食べるかわかったら、次はいつ食べるとよいか時間帯を気にしてみよう。これを**「時間栄養学」**という。

・朝食は朝9時までに

後述する「時計遺伝子」というものがあり、夕飯がずれたとしても朝食を9時前にとることで日内リズムのずれをリセットできる。

・食事は間食も含めて5~6回に分けて食べると、太りにくい

空腹の時間が空くほど食べたときに血糖値が急激に上がり、同時に脂肪細胞が増えるためだ。

私は朝食と昼食の間と夕食までの小腹対策にナッツやチーズ、豆乳や牛乳などを間食にとり、血糖値の上昇を抑えている。

・夜10時から午前2時の間は食べない

夜食が太る原因と言われるのは**「BMAL1（ビーマルワン）」という体内時計を調節する時計遺伝子**に脂肪をためこむ性質があり、働きが活性化する時間帯が夜10時頃から午前2時頃にピークを迎えるためだ。

つまり夕食が夜10時過ぎになるときは、糖質は食べないことがポイントになる。**おやつを食べるなら、BMAL1の活動が衰える昼間の時間帯に食べるほうが太りにくい。**

腸のために食べ方を変えると体が健康になり、脳が整えば心が変わり、心が変われば人間関係の受け止め方も変わっていく。大げさかもしれないがあなたの運命も変わっていく。

おわりに

私はこれまで『女はなぜ突然怒り出すのか？』『男はなぜ急に女にフラれるのか？』『なぜ男と女は4年で嫌になるのか』など、通称〝男と女のなぜなぜシリーズ〟と呼ばれている本を何冊も書いてきた。

内容は脳科学的、医学的、生物学的、動物行動学的見地から書いたものである。しかし、私にはまだまだ自分自身、納得できていない内容があったことも事実だ。

人間というのは有機物の集合体である。つまり、人間の感情も思考も行動も、体の中の物質が動くことによって生ずる現象と言うことができる。だからこそ薬というものが開発されるのである。

もちろん、人間の「意志」とか「意識」といったものが、どこでどうやってつくられるのかわかっていないことのほうがずっと多い。しかし心療内科医としては、メンタルなことも体内でどんな物質が変化しているのかを知りたいという欲求が常にあり、それをつきつめていったとき、たどりついたのが腸だったのである。

日々診療していく中で、人間の感情や思考や行動が、これほど腸によって支配されていることは、これまで考えてもみなかった。

脳を変える前に腸を整え、肝臓を強くし、ホルモンを正常化させ、ミトコンドリア機能を活発にする。それだけで脳は変わってくる。土台ができれば脳へのアプローチはずっと容易になる。

男と女の問題も、その法則にのっとっていくと解決できることが意外と多い。特に中高年以降になると、なかなか思考や行動を変えることが難しくなってくる。ならば、生活習慣を変え、ボディから治していけば夫婦関係もよくなってくるのではないかと考え、この本を書くことにした。


年を重ねれば、いろいろな面で若いときのようにはいかない。ひたひたと近づく老化の影響をなかったことにはできないが、前向きに明るく立ち向かうことはできる。少しずつずれが広がっていった夫婦の心と体の問題も、腸内環境を整える食事に変えることで「まあいいか」と笑顔で歩み寄ることができるのだ。

なぜ腸についてこれほど熱く語ってしまうのかといえば、まだ第二の人生が待っている中高年夫婦にとって、自分が健康でいることが相手への最大の思いやりになるからだ。

もし自分が病気になって倒れてしまったら、相手に負担をかけてしまう。これからの超高齢社会を考えると、老老介護はパートナーと自分の親のダブルというケースもあるかもしれない。だからこそ自分自身が健康でいること、そして相手も健康でいるためには腸内環境が重要なのだ。腸管免疫が強くなり腸内細菌のバランスが整えば、免疫力やホルモンの働きなど体の機能が安定し、ハッピーホルモンも増えて幸せいっぱい！「同じ釜の飯」を食べて相手と腸内細菌が似通えば、もっと仲良くなれる！　となる。

「健康で幸せでいられますように」という祈りは、腸内細菌が喜ぶものを食べてあなたの腸内細菌にお願いするといちばん効果があるだろう。

幸せの神様は、腸の中にいる。

最後に、男と女のトラブルをエネルギー回路の違いと腸内環境から読み解こうという私の大胆な発想に着目し、書籍という形で世に送り出してくださった青春出版社の野島純子さんと、私のとめどない話を理解し、整理・編集に協力してくださった佐藤未知子さんに感謝の意を表します。

姫野友美

参考文献

『食卓で黙り込む夫婦は長生きできない』姫野友美著　学研
『心療内科に行く前に食事を変えなさい』姫野友美著　青春出版社
『人がガンになるたった2つの条件』安保徹著　講談社
『女はなぜ突然怒り出すのか？』姫野友美著　角川書店
『男はなぜ急に女にフラれるのか？』姫野友美著　角川書店
『言ってはいけない』橘玲著　新潮社
『美しくなりたければ食べなさい』姫野友美著　三笠書房
『牛肉の魅力』財団法人日本食肉消費総合センター
『医者の私ががんを消した食事法』中野重徳著　中経出版
『しつこい疲れは副腎疲労が原因だった』本間良子著　本間龍介監修　祥伝社
『ビタミンDは長寿ホルモン』斎藤嘉美著　ペガサス
『オキシトシン〈普及版〉』シャスティン・ウヴネース・モベリ著　瀬尾智子、谷垣暁美訳　晶文社
『免疫を高めて病気を治す口の体操「あいうべ」』今井一彰著　マキノ出版
『女が40代になったら知っておきたいこと』クリスティアン・ノースロップ著　姫野友美監訳　三笠書房

参考サイト

一般社団法人オーソモレキュラー.jp　http://www.orthomolecular.jp

青春新書
INTELLIGENCE

こころ涌き立つ「知」の冒険

いまを生きる

"青春新書"は昭和三一年に――若い日に常にあなたの心の友として、その糧となり実になる多様な知恵が、生きる指標として勇気と力になり、すぐに役立つ――をモットーに創刊された。

そして昭和三八年、新しい時代の気運の中で、新書"プレイブックス"にその役目のバトンを渡した。「人生を自由自在に活動《プレイ》する」のキャッチコピーのもと――すべてのうっ積を吹きとばし、自由闊達な活動力を培養し、勇気と自信を生み出す最も楽しいシリーズ――となった。

いまや、私たちはバブル経済崩壊後の混沌とした価値観のただ中にいる。その価値観は常に未曾有の変貌を見せ、社会は少子高齢化し、地球規模の環境問題等は解決の兆しを見せない。私たちはあらゆる不安と懐疑に対峙している。

本シリーズ"青春新書インテリジェンス"はまさに、この時代の欲求によってプレイブックスから分化・刊行された。それは即ち、「心の中に自らの青春の輝きを失わない旺盛な知力、活力への欲求」に他ならない。応えるべきキャッチコピーは「こころ涌き立つ"知"の冒険」である。

予測のつかない時代にあって、一人ひとりの足元を照らし出すシリーズでありたいと願う。青春出版社は本年創業五〇周年を迎えた。これはひとえに長年に亘る多くの読者の熱いご支持の賜物である。社員一同深く感謝し、より一層世の中に希望と勇気の明るい光を放つ書籍を出版すべく、鋭意志すものである。

平成一七年　　刊行者　小澤源太郎

著者紹介
姫野友美〈ひめの・ともみ〉
心療内科医。医学博士。日本薬科大学漢方薬学科教授。
静岡県生まれ。東京医科歯科大学卒業。現在、ひめのともみクリニック院長として診察を行うかたわら、テレビ東京系「主治医が見つかる診療所」など、テレビ・ラジオをはじめ多くのメディアで活躍。著書に『心療内科に行く前に食事を変えなさい』(小社刊)ほか、『成功する人は缶コーヒーを飲まない』(講談社)、『美しくなりたければ食べなさい』(三笠書房)など多数がある。

ひめのともみクリニック
http://www.himeno-clinic.com/

急《きゅう》に不機嫌《ふきげん》になる女《おんな》
無関心《むかんしん》になる男《おとこ》

青春新書
INTELLIGENCE

2017年1月15日　第1刷

著　者　姫《ひめ》野《の》友《とも》美《み》

発行者　小澤源太郎

責任編集　株式会社プライム涌光
電話　編集部　03(3203)2850

発行所　東京都新宿区若松町12番1号 〒162-0056　株式会社青春出版社
電話　営業部　03(3207)1916　振替番号　00190-7-98602

印刷・中央精版印刷　製本・ナショナル製本

ISBN978-4-413-04505-6